BOOKS LIFE
斑马書房

突 破 认 知 的 边 界

献 给

我的父亲　赵建良 先生

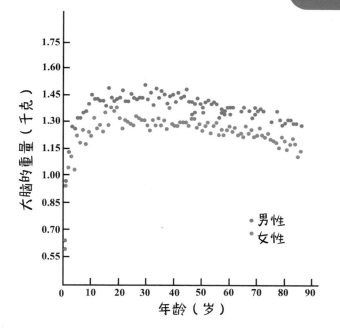

人与人之间，大脑重量区别很大。本书名为《大脑是个1500克的宇宙》，但这个大脑的重量并不准确。上图展示了2773名白人男性和1963名白人女性的大脑平均重量。横轴为死亡年龄，从新生儿到86岁。人脑重量会随着成长而长大，在 30 岁前后达到最大值，然后随着衰老而变小。男女的大脑重量也有不小的差别。总的来说，在30岁前后，人类大脑的重量约为 1200 ~ 1500 克。

（注：数据来自于论文 Dekaban AS, Sadowsky D.（1978）. Changes in brain weights during the span of human life: relation of brain weights to body heights and body weights. Annals of Neurology, 4: 345–356.）

大脑是个1500克的宇宙

赵思家 著

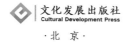

文化发展出版社
Cultural Development Press

·北京·

图书在版编目（CIP）数据

大脑是个1500克的宇宙 / 赵思家著. —— 北京 ：文化发展出版社，2023.7
ISBN 978-7-5142-3941-6

Ⅰ．①大… Ⅱ．①赵… Ⅲ．①大脑－普及读物 Ⅳ.
①R338.2－49

中国国家版本馆CIP数据核字(2023)第048259号

大脑是个1500克的宇宙

著　　者：赵思家

出 版 人：宋　娜　　　　　责任印制：杨　骏
责任编辑：孙豆豆　刘　洋　　责任校对：岳智勇
策划编辑：刘惠林　　　　　　封面设计：于沧海
出版发行：文化发展出版社（北京市翠微路2号 邮编：100036）
网　　址：www.wenhuafazhan.com
经　　销：全国新华书店
印　　刷：河北文扬印刷有限公司

开　　本：880mm×1230mm　1/32
字　　数：145千字
印　　张：8
版　　次：2023年7月第1版
印　　次：2023年7月第1次印刷

定　　价：49.80元
Ｉ Ｓ Ｂ Ｎ：978-7-5142-3941-6

◆　　如有印装质量问题，请电话联系：010-68567015

大脑这个词，足以牵动每一个人的神经。

每一个人都有一颗不断运行的智慧大脑，这也是人区别于其他物种的标志性器官。我们会对大脑是如何运作以及人是怎么超越动物的感到好奇。

2016年3月，AlphaGo（阿尔法围棋，一款人工智能围棋程序）战胜了世界顶尖的围棋选手李世石，这一事件必将载入史册。这意味着电脑开始对人脑发起终极挑战，人工智能被推到了聚光灯下。计算机领域的工程师们夜以继日地研究如何从大脑的构造中吸取灵感，制造更智能的机器。思想家们一直在思考"我是谁"，试图厘清精神与物质的关系。而这一切的基础，都建立在对人脑运作机制的破解上。我们对人脑的了解每多一分，上述问题就会离最终答案更近一步。

这门学科被我们称为神经科学。

赵思家的第一个身份是一位从事神经科学研究的优秀科研人员。她是牛津大学神经科学博士后，本科就读的伦敦大学学院的神经科学系，在该领域的研究水平是全球数一数二的。她本科和硕士期间在伦敦大学学院分别学习神经科学和计算机。我很看好这样的跨界，特别是对计算机原理的掌握能帮助她理解神经运行机制。

赵思家的第二个身份是知乎的高产科普博主，在神经科学和心理学的问答中获得了无数的赞誉（成为知乎第三届"盐Club"荣誉会员等）。我曾经作为颁奖嘉宾与她接触过。

2016年6月，我去伦敦出差，特地约赵思家相聚，讨教人脑与人工智能方面的问题。众所周知，随着深度学习的展开，机器语音识别有了突飞猛进的发展，但在特定的场景下，比如有随机的噪声干扰，机器的性能会迅速降低直到不可用。我本人是学习计算机的，很困惑人脑是怎么解决这个问题的。赵思家给我介绍了一个她设计的实验方法，通俗易懂地讲解了人脑在这方面的工作机制，这让我迅速理解了人脑与电脑在这方面的区别。这次的会谈让我清晰地看到了计算机与人脑之间的巨大差距。得益于她的专业性以及讲解能力，我受益匪浅。可见一位有良好表达能力的专业人士是多么重要！

这次，赵思家把她的新作《大脑是个1500克的宇宙》交给我阅读并请作序，我有幸能先睹为快。这本书把科普作品带到了一个新的高度。一方面，作为顶尖高校的在校一线研究人员，赵思家在专业性方面毋庸置疑，书中字字考究并且附上了相关的论文和书籍作为参考；另一方面，她在通俗性上做足了功课，使用了打比方、画图、举例子等方法，在思考怎样让读者受益方面非常用心。该书也充满了趣味性，我们日常生活中的"脑残""脑补""吃货"等概念，也得到了理论上的权威解读。这样的趣味性让此书的可读性大增，读者读完之后更是印象深刻。我相信即便是一位曾经对这些内容毫无了解的人，也能够在此书中找到自己的兴趣点。

读完这本书，我特别希望中国以后能多出一些赵思家这样的科普作家。他们不仅能够活跃在科研第一线去探索人类知识的边界，更能够把这些知识转化成让普通人学习和吸收的养分，使整个世界更加丰富多彩。

王小川

搜狗创始人

谢谢您打开这本由赵思家与赵思家合著的科普书。

前一个赵思家是2016年还在读博士二年级的小赵，而后一个赵思家是2022年已经博士毕业4年，在牛津大学读博士后的老赵。老赵看小赵，那是左看右看，怎么看都不行。

看到这里，您可能已经翻回封面重新确认了一下作者到底是谁。从生物的角度来说，老赵和小赵完全是同一个人，但是时间跨了6年，从心智的角度来说，又不完全是同一个人了。

这是我写的第一本科普书，对我意义非凡。在2016年它出版时，国内大众对神经科学的认识还比较有限。而我的本科专业就是神经科学。当时感觉写什么都可以，完全是在拓荒。

现在回头看，当时的我真是年少轻狂。这6年间，我时常翻看这本书，思考如何修改它，以便让文字更流畅、内容更有趣、知识更准确。放在书桌上的样书因为粘有太多便利贴，整本书都厚了一倍，又因为常常翻看，都掉页了。

　　我甚至想过不要再版这本书，因为修订它比重新写一本书的工作量还大，更别提还得寻找并说服出版社花资金、精力重做一本已经出版过的书，这实在是有些不划算。

　　那为什么还要再版它呢？这6年间，我自认为在各个方面都成长了许多，但有一个方面却不如以前了。在研究神经科学的这条道路上，我走得越远，研究的问题越窄，我就越难从普通读者的角度切入问题。所以我觉得这是个难得的机会，让年轻且脑洞奇大的赵思家与在写作技巧和学术知识上更成熟的赵思家合著一本书。

　　在学术领域中，论文常常是由至少两个人合著的。一般情况下，署名排在第一位的作者是博士生或博士后，且是最后一位作者的弟子。有时候，博士生有一个异想天开的点子，再由导师指导如何用恰当的方法去实现这个点子。

　　我在重写这本书的时候，感觉就像改自己带的研究生的论文一般，过程令人崩溃，却十分刺激。但有时我还是忍不住感叹，虽然当时的我还是学术"菜鸟"，但那时好奇心更旺盛、更接地气，在看待问题时，也更会从普通读者的角度切入。在这一点上，现在的我已经不及过去了。

　　除此之外，我对科普的态度也有所转变。科学先教给我们无知，再训练我们如何面对无知，一点点拨开迷雾。以前我希望大家看了我的文章后能懂很多，越多、越深越好。现在我的想法有所改变，其实不用讲大道理，懂点常识就够了。

我在第一版的序中曾写过这么一段话：

"我一直很自豪，在最轻狂的年纪，学了世上最酷的专业。我从来不认为自己是个做科研的料，我的性格活泼，缺乏耐心。但我一直认为，人之所以成为人，就是因为我们有好奇心。我们对火的好奇，让人类吃上了熟食，与其他动物区别开；我们对天空的好奇，使我们仅仅用了60多年就从莱特兄弟首次试飞到人类登上月球；然而有趣的是，我们对自己的了解似乎少之又少，而了解最少的恰好就是让我们对一切感到好奇的大脑。"

虽然我依旧热爱自己的专业，但我现在很难写出这样一段热情洋溢的话。对于现在的我来说，科学不是一个专业或一种职业，而是一个承诺，需要我毕生用系统的方式去兑现。它是一份忠贞，需要我不断通过实验与观测去践行。

我也不知道这一转变是积极的还是消极的，这点只能留给读者来评判了。

赵思家

2022年4月23日

于春色盎然的英国牛津

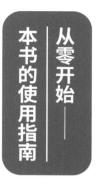

前导

这本书的本质其实只是讲一些大脑的有趣知识，但我希望这些零散的知识能在你的脑海中埋下几颗种子。在看完这本书后，这些种子在你的大脑里生根并随时准备发芽，进而让你逐渐能够对报道的与脑科学有关的新闻有更好的理解和辨别能力。

从2022年起，我的每一本书都有同样的开头——**这本书里的内容是否值得信任？** 我希望每一位打开这本书的读者，向我、向出版社、向自己都问一遍这个问题。

在玩游戏的时候，我个人最不喜欢的就是游戏开始的"入门指南"，因为好的设计无需过度解释。但我还是想在此献上本书的阅读指南，特别是如何判断信息的可靠性、如何看论文引用以及如何在这本书中找重点。

如果你和我一样，讨厌"入门指南"，也可以跳过这一节，但我希望你能迅速阅读本节后再进行对全书的阅读。

这本书里的内容是否值得信任？

你最近遇到过假新闻吗？

在过去，我可以通过认准某些专业报社获取"权威""真实"的信息，但随着社交媒体的发展，假新闻也出现了爆发式的增长。或是因为没有新闻可以报道，或是为了在这个流量为王的时代混口饭吃，抑或是扩散信息已经没有门槛，现在我们接触的大多数信息的真假性，实在是难以判定。有些信息虽然假得离谱，但还会广泛传播，让很多人坚信不疑。我有个记者朋友开过一个玩笑："你觉得我说的是假的，那等你办一个阅读量更大的公众号来喷我啊！"这虽然是个玩笑，但细想真的挺可怕的。

如何判定一条信息是否真实？这里我借用一下英国德比大学的心理学副教授威廉·范·戈登（Dr. William Van Gordon）针对"如何识别假新闻"提供的五条建议。

当你阅读一条新闻时，先停下来，思考一下：

- 这条信息的来源是什么？来源是否专业和可靠？
- 带着批判性思维看待它，试着跟它抬杠！
- 想一想有没有什么细节是这个新闻没有提到的。大多数假新闻会故意遗漏一些细节，假信息也类似。因为它是假的，所以细节经不起推敲。

- 如果引用原话，确认来源是否有名有姓，是否真实存在，或者说这句话的人能否为这句话负责任。
- 看看图片是不是假的。试着在网上搜索图片，看看这张图片的出处在哪里，是不是被挪用的。

虽然这都是识别假新闻的建议，和这本书针对的科学内容有一定区别，但在思路上是一致的。

其实科普内容特别适合在线上传播，那为什么我还要写纸质书呢？因为科普类的纸质书有一个特点是它的大问题，就是慢。毫无疑问，这是纸质书天生的弊端——科学知识日新月异，这本书印刷出厂到读者手里时，里面有些知识就已经被新的发现驳斥了。这也是知识的宿命。与此同时，这个特点也让它成为一个筛子。这个筛子，不仅筛了信息，还筛了人。

筛信息是指什么呢？即把那些不成系统、站不稳脚、不够重要的信息筛掉，只保留核心的内容。平时我在网上写的科普文其实更像一篇评论。我会把对这个知识点全部的了解都展示出来。因为读者想看的，就是从一个点扩散到一个面的内容。但写书则不同，写书是知道物体有几个面后，需要再去选几个关键点并系统地展示出来。

筛人又指什么呢？我曾收到过评论，抱怨文章最后的引用列单太长，看着就头晕。在那之后，在线上写科普文时，我会尽量将论文引用无痕化，要么在文内只是轻微提及，要么在文章最后只列出关键论文。但纸质书面对的人群是不一样的。书的形式天生就是一个壁垒，愿意打开这本书的人，一定想获得这份知识，也会对信息的严谨度有更高的期待和要求。

在这本书中，我将所有发现的来源都标注了出来，这些来源都是经过正规、高质量的同行审核过的研究论文。我将每篇论文的详细信息按照标准的引用格式放在了当页的脚注中。

我相信能打开这本书的人是不会讨厌这些脚注的。更重要的是，这本书有可能会激发你对某些问题的好奇心，让你继续探究下去。我得让内容经得起推敲和考验。

第二个问题

英语论文引用怎么了解全部信息？

要提醒大家注意的是，这样以脚注的方式引用，从学术上来讲，或许并不规范，但确实更加方便阅读。

科学界有很多种引用格式，几乎每一个大的论文期刊都有自己的一套系统要求。这里我选择的是神经科学里一个大家都会看的学术期刊《神经科学期刊》（*The Journal of Neuroscience*）用的标准格式。

举个例子，我们一起来看看怎么得到一条引用的全部信

息。这里我使用了自己第一篇正式发表的论文作为引用的
例子。

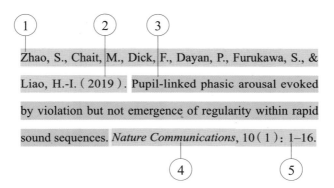

①开头这一串"Zhao, S., Chait, M., Dick, F., Dayan, P., Furuka-wa, S., & Liao, H.-I."是每个作者的姓氏和他们名字的缩写。比如我叫赵思家，姓氏为 Zhao，名字的缩写为 S.，所以我就是 Zhao,S.。在神经科学和其他很多科学领域中，作者排名顺序非常重要，有时候合作者们还会为"番位"争执不休。每个领域作者的排名方式都有点不同，比如说数学和物理领域按照姓氏的开头字母排。像我姓赵的话，基本上每次都会被排在最后几个。但在神经科学和心理学领域，采取了不同的策略——第一作者和最后的作者往往是最重要的。第一作者一般是进行这项研究的博士生或博士后。比如这篇文章是我写的，里面的

实验是我做的，所以这篇文章我是第一作者，我排在第一个。最后的作者一般为第一作者的直属导师。这篇文章的想法和一些方向可能是由这个人定的。

在我的这篇论文中，最后的作者其实并不是我的导师，而是我们的合作者。我的导师（Chait, M.）在第二作者的位置，第三作者也是我的博士导师（Dick, F.）。这背后的原因相当复杂，这里不赘述。但为了平衡，我的导师成了本篇论文的通信作者（Corresponding Author）。什么是通信作者呢？如果你看了这篇文章后有什么疑问或者想要合作，就要找通信作者。他比第一作者和最后的作者更重要。一般情况下，第一作者也是通信作者，最后的作者偶尔是通信作者。当你看到一篇论文的通信作者不在这两个位置时，就可以想象在发表这篇论文前，作者们肯定是斯文地撕过一圈了。这也算是科学发现背后的一些故事吧。

② 括号中的数字（2019）是这篇论文发表的年份。

③ 后面跟着的"Pupil-linked phasic arousal evoked by violation but not emergence of regularity within rapid sound sequences."是论文的题目。

④ 再后面"*Nature Communications*"是发表这篇论文的期刊，这里是《自然》的子刊《自然·通讯》。子刊就是附属期刊的意思。级别比《自然》低，但隶属同一个期刊。有些

期刊，比如说《自然》《科学》，它们不分学科，只要是能够震惊科学界的发现都会刊登。如果你的发现上不了这两个期刊，可以考虑在它们的附属期刊上发出。《自然·神经科学》和《自然·人类行为》是《自然》旗下另外两个与神经科学有关的子刊。《自然·通讯》则不分学科，有点像是低配版的《自然》。

⑤ 最后几个数字现在用处不大了，指内容源于2019年第几期的期刊，在第几页。但现在我们几乎不看实体的期刊，全在网上看论文，所以这些信息完全就是多年以前网络搜索还不方便时留下来的传统而已。

感谢你耐心看这一篇和本书内容没有直接关系的说明。
希望它对你阅读本书及未来的阅读有所帮助。

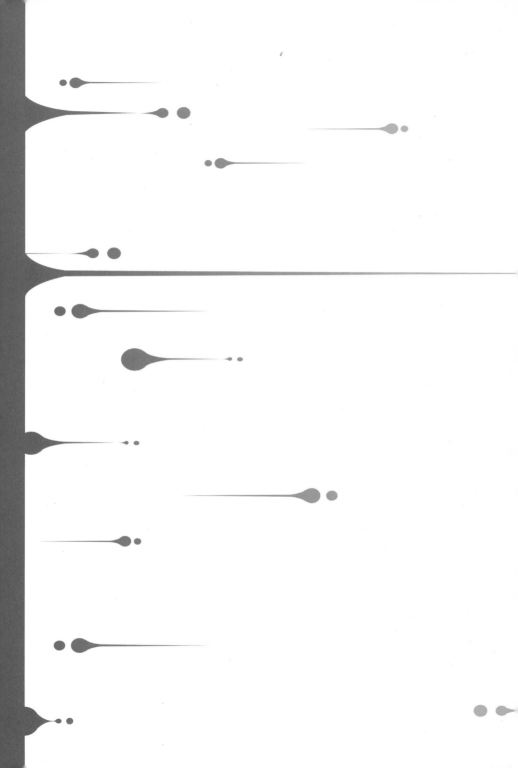

contents

目 录

第 1 章
大脑是个 1500 克的宇宙

第 2 章
大脑里的"生活"行为

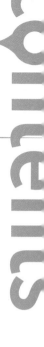

第 **3** 章
大脑里的"爱情"行为

第 **4** 章
大脑里的"感知"行为

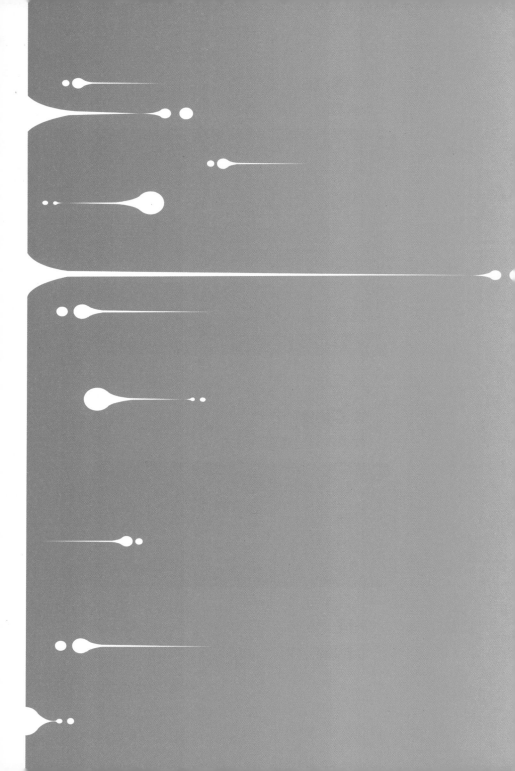

第 1 章

大脑是个 1500 克 的宇宙

本 章 梗 概

科学带给我们的不仅是知识与技术，更重要的是科学思维。现在有些与神经科学相关的新闻标题挺惊人的，没有一点基本知识根本无法判断其真假。

本章旨在作为神经科学的入门，介绍科学家如何通过不同的技术研究大脑。

为什么要研究大脑

● 你的所有感知都由大脑经手，你的所有认知都在大脑中生成，你的
  所有行为都由大脑执行。

亲爱的读者，是什么原因让你打开这本书呢？可能是好奇心，可能是封面好看，还可能只是坐在咖啡馆里消磨时间。无论是什么原因，打开这本书的指令都来自你的大脑。

无论你是谁，从哪里来，又往哪里去，无论你在不在乎大脑的存在，你与大脑都密不可分。你的所有决定、情感、记忆，都在大脑中生成又在大脑中消失。它自始至终与你在一起，一起成长，一起老去，无法分离。

你与大脑之间的关系是个细细想会让人觉得很恐怖的问题。到底是你在控制大脑，还是大脑在控制你呢？当然，这里我并非想提出阴谋论，但不可否认的是，你的所有感知都由大脑经手，你的所有认知都在大脑中生成，你的所有行为都由大脑执行。

日常生活充满了各种各样的信息，光线、声音、气味、触觉等。这些信息都必须通过大脑的分析才能为你我所用。正是有了大脑，我们才能够感受、理解身边的世界，并对环境产生

合理的反应。换句话说，我们所知道的世界，都是由大脑"告诉"我们的。

既然大脑对我们的生活如此重要，为什么在日常生活中它的存在感如此之低呢？这大概是因为极简之后必是极繁——最优秀的设计是让你无法意识到设计本身。

当需要给完全没有科学常识的人解释我的专业时，我有时会很通俗地说："神经科学家们研究大脑是如何思考的。"这种说法相当敷衍，但研究大脑如何思考确实是神经科学的任务之一，大脑也确实是人类用于思考的器官。大家都明白思考是什么，以及它的重要性。因此研究思考本身听起来就很有高度。

虽然大多数人在听完这句话之后，只会有简单的"哇"的感叹。但我心中其实有些担心有人会反问我下面这个问题：**每个人都会思考，为什么还要去研究思考本身呢？**

一种说法是，通过了解思考的本质，让思考更有效。但在现阶段，如果以这个为目的去了解神经科学，大多都会被误导。神经科学，甚至是很多心理学实验，在很大程度上不同于现实生活，其知识也无法给我们的生活、工作和学习带来什么帮助。当下对于绝大多数人来说（包括绝大多数的科研人员），了解大脑（包括看神经科学的科普书），是非功利性的。

既然没有功利性，又为什么要去了解它呢？我常被很多人，特别是出版社的编辑问到这个问题。我觉得不如把神经科学看成物理学和天文学。知道薛定谔的猫和黑洞是如何形成的对我们的日常生活其实没有丝毫帮助，但了解到它们，似乎让我——一个在地球这个小小星球上生存的一坨有机物，有了超过自我的格局和眼界。

但是人们常常有以下这些看法。"既然心理学实验不同于现实生活，那么这些在实验室里做出来的实验怎么能告诉我们真实的心理是什么呢？""心理学能像物理那样成为一门真正的科学吗？""可是我在知乎上看到一个权威说的正好和教科书上的相反！""我不信这个科学结论，因为我朋友的行为就和它不一样！""心理学不过是常识。"

研究发现，普通的心理学入门课程并不能有效地纠正初学者对心理学的误解。大众甚至是心理学、神经科学的学生都需要批判性思维方面的指导，这种思维能够使其对心理学信息做出独立的评估。即使几年后你不再记得这本书，甚至是任何与神经科学相关的内容，你仍然可以运用一些基本原理去判断看到的新闻，或是从朋友、网友的口中理解新的心理学、神经科学的发现。

我希望这本书类似于消费者指南，能够帮助读者搭建一个基本的神经科学观。

大脑开发的谣言

● "正常人的大脑只被开发了10%"是最大的谣言。

"正常人的大脑只被开发了10%"是流传最广的神经科学流言。这则流言背后甚至有个听起来有理有据的故事。说在爱因斯坦死后，他的大脑被保留了下来，科学家研究时发现它的开发率（20%）大大超过了正常人的开发率（10%）。与这则流言配套的，还有斯嘉丽主演的电影《超体》（*Lucy*）。这则流言的言下之意是人都有很大的潜能。而这则流言最常见的"使用方法"是搭配某某产品，或是从小做某件事情，就可以让人开发大脑潜能，提高智力。

"开发大脑潜能"是所有和脑科学相关的产品甚至是书籍上能看到的卖点。然而，可惜的是，这完全是个错误。对健康的大脑来说，即使睁着眼睛，什么都不想，整个大脑也在运行中。甚至在睡眠中，你的大脑也在"工作"（虽然我们对这些大脑活动的意义了解甚少）。我们在做一些稍微复杂的工作时，如起身走路、说话，大脑、小脑和脑干（Brain stem）的每一个部位都在运行，只是有些区域可能比其他区域运作得更为活跃罢了。这则流言只要做一个简单的大脑功能性磁共振成像就不攻自破了。

可能有人会问，很多脑成像实验说当人做某件事情时，某一特定的大脑区域会被激活这是怎么回事呢？实际上，你所看到的脑成像结果是经过对比分析之后的结果。通过对比多组实验所得的脑成像，会发现在做某一件事情时，某个大脑区域相比于其他区域更为活跃。

知识延长线 🔍

　　脑成像研究一般是怎么做的呢？正文提到，脑成像结果往往是经过对比分析之后的结果。比如，想研究"阅读时，大脑用了哪些区域"这个问题，我们会比较一个人在"阅读时"和"不阅读时"两种状态下的大脑活动。后者被称为控制条件（Control condition）。根据不同的研究问题，这个控制条件也可能不同，比如可能是静坐，可能是看没有字的漫画，也可能是看陌生语言的文字。当然，有时候实验不是在同一个人的不同状态下做的，而是比较不同人的大脑活动或结构。

那这则流言从何而来呢？虽然不是非常确切，但很有可能源自哈佛大学的两位心理学家威廉·詹姆斯（William James）和鲍里斯·塞德兹（Boris Sidis）。这两位心理学家在 19 世纪 90 年代研究了如何培养神童。他们的研究对象是鲍里斯·塞德兹的儿子——威廉·塞德兹（William Sidis）。威廉·塞德兹是一位很有名的神童，准确地说，是鲍里斯非常希望他的儿子是一名神童，所以从小把他训练成了一位有超强数学和语言能力的孩子。因此，詹姆斯在他的哈佛课堂上告诉学生，大多数的人都没有用到所有的精神潜力，强调每个人都有未被挖掘的潜力。可以想象，这种由科学家说出来的鸡汤式结论是多么受人喜爱和追捧。接下来，在好几本书中，这个结论不断被强化，并慢慢变得具体——从人没用完所有的潜力，到人只用了一半的潜力，最后，1936 年作家洛厄尔·托马斯（Lowell Thomas）在一本书的推荐序中提到"威廉·詹姆斯教授曾说道，普通人只开发了 10% 的精神能力"（Dale Carnegie, *How to Win Friends and Influence People* 的推荐序）。

纵观整个发展过程就能看到流言是如何出现和传播的。最开始，它来自科学家基于某些研究后一个展望未来的结论。这个结论恰好打到了听众的痛点。然后没有科研训练背景、以写作为生的作者将此具体化，并大肆宣传，使其成为一个深入人心的流言。后文中，我还会聊到另一个著名流言"莫扎特效应"（给胎儿听莫扎特的音乐，胎儿会更聪明），你会看到相同的传播规律。

虽然"正常人的大脑只被开发了10%"这则流言不是真的，但我并不是要否定你我的潜力。我想传递的信息是：作为普通人，拥有普通的智商、视力、听力、记忆力、注意力，想变得更好是很正常的，但不需要执着于提高这些"硬件条件"。

市面上总是有人打着科学家的旗号，甚至请诺贝尔奖获得者站台，宣传其产品或疗程可以开发儿童或成人的大脑。随着相信的人越来越多，这种宣传也会变得越来越常见，而且看起来越来越有道理。

希望在看完这本书后，你能有基本的辨别能力，清楚我们当下神经科学知识的基本界限在哪里，明白哪些是可能实现的，哪些是完全不可能实现的，以防被人牵着鼻子走或是陷入自己无法超越10%这一界限的迷茫之中。

神经科学与医学、心理学

- 神经科学（Neuroscience）是一门研究大脑功能的科学。
- 医学（Medicine）是一门研究生命各种疾病和病变的学科。
- 心理学（Psychology）是研究人的行为和心理活动的学科。

神经科学是一门研究大脑功能的科学，是专业范畴很广的一个领域。

在这里，我们可以很肤浅地把它分为两个大的方向，一个方向偏应用，靠近临床医学；而另一个方向偏理论，靠近心理学。我知道这样的划分肯定会让不少同行不满，但这个分类特别方便普通读者理解我们到底在研究什么。

从偏应用的方向来说，神经科学主要以了解生病的大脑和找到治疗方法为主。这一部分需要和临床医生一起合作。我的很多同事既是医生，又是神经科学家（一周在医院上两天班，剩下三天在学校做科研）。令人比较熟知的研究话题有帕金森病（Parkinson's disease，PD）、阿尔茨海默病（Alzheimer's disease，AD）、渐冻症、精神分裂症，或是类似失语症这样更稀有的神经疾病。

也有更加基础的以"大脑如何运转、为什么这么运转"为中心的理论性研究。譬如说为什么睡觉时会做梦？你怎么知道我看到的花和你看到的一样红？为什么听到一些音乐、闻到一些气味会让我们产生很复杂的情绪？基本上，神经科学家最喜欢干的事，就是让一切具有文艺感和浪漫的事，变得不文艺和不浪漫。换句话说，应用型神经科学想解决的是大脑功能出了问题后"怎么办"，理论型神经科学则想回答正常大脑"为什么"会这样做。当然，前后两者并不是完全割裂的。比如后者的很多研究往往是前者的基础，或前者发现的一些特殊疾病和病例引起后者的好奇心。比如自闭症让我们对"自我"的神经机制有了更多的思考，失忆者给我们机会研究记忆是如何在大脑中生成和存储的等。

这么说，临床研究岂不是比理论研究更为重要？在这一点上估计很多人都有自己的想法，但我觉得理论研究更加重要。治疗疾病好比修一个仪器。只有先知道正常的仪器是怎么样的，才知道哪里出了问题，进而知道该怎么修、如何修才能恢复仪器的功能。虽然很多人都觉得理论研究很深奥、酷炫，但很可惜的是大多数人并不理解它的重要性。我们的研究绝不仅仅是为了满足好奇心而已。当然，对于大多数的科学家来说，满足好奇心这个原因足够让他们奉献一生了。

不管是医学，还是神经科学这个更专业的科学领域，无论临床研究、药物研发还是做科研，我们都在围绕两个基本学科进行——解剖学和生理学。首先，你知道解剖学和生理学到底是什么吗？

知识延长线 🔍

解剖学（Anatomy）是研究身体部位的结构和它们之间关系的学科。

生理学（Physiology）是研究身体部位如何一起工作，并让身体正常运转的学科。

若X指身上的某器官，解剖学就是研究你的X是什么、长什么样、长在哪里，而生理学是研究X做什么、怎么做的学科。学习解剖学对医生必然重要。要是医生都不知道正常的心脏长什么样、长在哪里，还谈什么诊断和治疗？但为什么研究神经科学的人也要学呢？直接研究它们的作用和机理不就够了吗？最主要的一个原因是一个细胞、器官或整个身体的形态总会反映出它的功能。换句话说，形态决定功能（Function follows form）。这一点在你身体里到处都能看到：人类心脏中血液走的是"单行道"，这确保了血液在心脏里"交通顺畅"，而这全靠心脏里瓣膜的独特设计阻止了血液倒流；骨头坚硬是因为这样才能保护和支撑起你身体的软软的肉和皮。总而言之，无论是整体、单个器官或组织，还是一个小小的孤单的细胞，都围绕一个主题——结构和功能的互补（The complementarity of structure and function）存在。这一点如同一条基本规则：在我们的身体里，从大（整个人体）到小（细胞），都有它的作用。

与此同时，所有单位——无论是在细胞的层面还是在器官、组织的层面——都只有一个目标，那就是维持体内平衡（Homeostasis，或称为稳态）。通俗地说就是，当面对生存环境的变化时，器官与器官之间经调整和监管保持平衡状态，保持内部不变的状态，使整个身体正常运作。"体内平衡"这个词，简直就是"生命的主题"。可以说，活着就是为了保持平衡——保持资源和能量的平衡；活着也因平衡而存在：平衡体温、平衡血压、平衡血糖……听上去是不是太夸张了？完全没有，这是常态。死亡是什么？对于学习文学、哲学或是其他学科的人来说，会有各类不同的答案。但对于医学生来说，只有一个答案——死亡就是完全、无法逆转地失去体内平衡。器官衰竭、体温过低、极度饥饿、过度脱水……最后都会导致平衡被打破。举个例子，如果人突然大量失血，血喷涌而出，这时候这个人光顾着喊，什么也不做，一直血流不止，过一会儿就会死亡。但为什么失血过多会死呢？因为失血过多会使血压"嗖嗖嗖"地降低，血压降低后就会影响氧气在身体中的供给，也就是缺氧。缺氧之后，脑子就不转了。脑子不转本来也没什么，但脑子是保持体内平衡最重要的"大Boss"，它一倒下，其他器官来不及做出反应就越变越糟。血就会继续流，器官也会接二连三地慢慢坏掉……然后人也就去世了。总而言之，关于医学或关于健康的任何问题，无论是身（Physical）还是心（Mental）上的，都围绕着这个平衡。

另一个常见的问题是，心理学和神经科学有什么区别？虽然它们都与（人的）认知相关，但两者的研究角度有明显区别。心理学研究的是人的行为，以及导致行为的心理过程。这些心理过程包括想法、感觉和欲望。虽然神经科学也研究人的行为，但研究的角度不同。神经科学关心更基础的生物方面的问题：这些行为到底是如何从大脑这个生物器官里涌现出来的？一个小小的神经细胞，从内到外，从微观（神经细胞的内部）到宏观（大脑不同的区域），是如何一步步形成复杂的人类智能的？

这两个学科虽有不同，但相互需要。神经科学家首先需要通过心理学观察人的行为，再从更微观的角度抽丝剥茧；心理学家——特别是那些试图理解和改变一些行为的临床心理学家——也需要神经科学的帮助以便向患者提供有效的治疗。但是这里必须强调一点，至少在现阶段，神经科学上的种种发现，并不等同于对心理现象的解释。不能盲目地用神经层面来取代心理层面。打一个不太准确的比方，当看见一朵红花时，心理学家感兴趣的是人在看这朵红花时的想法和行为，是撕碎它？还是将它赠予喜欢的人？这样的行为又与花、人本身、社会有什么关系呢？而神经科学家更感兴趣的问题是，你是怎么看到这个东西的？整个过程花了多长时间？用了哪些细胞？你怎么知道是红色的呢？又怎么知道它是花呢？给你一朵从没见过的蓝色小花，你的大脑是怎么反应的？你怎么知道那也是花的呢？

大学毕业时，我们在毕业典礼上开玩笑，寒窗苦读三年，学的全是假想和猜测，说不定没过几年，发现学的都是错的。现在神经科学家们所做的事情可能类似盲人摸象。那为什么还要学呢？这本书也面临同样一个问题：虽然我现在写的这些东西有理有据，但有的没过多久就会被证明是错的，或者我本身就写错了。那你为什么还要看呢？

我认为对于这两个问题，答案是一样的。

虽然真相只有一个，但了解它的路径却有多条，时间是条单行道，我们要带着错误和问题不断前进。

不断前进。

神经到底指的是什么

- 人的神经系统包括大脑、小脑、脑干、脊髓和身体中的神经末梢。它是整个身体的联络和控制系统。
- 成年人大脑的质量约为1.2～1.5千克。

　　神经系统相当于整个身体的联络和控制系统，它收集感知信息（对外和对内，对外指看到、听到、闻到什么以及皮肤的感知等，对内指身体内的血压、血糖等变化），并对收集到的信息实时分析整理，给出决策；再由运动神经将决定好的反应（譬如迅速逃跑）执行下去。

　　神经系统又分为中枢神经和周围神经。而负责思考、学习、记忆、情感等认知功能的大脑，仅仅只是中枢神经的一部分。中枢神经是指脑（包括大脑、小脑、脑干）和脊髓，而周围神经就是除此以外的神经组织。

　　简单来讲，**中枢神经就是负责分析信息、作出决策的"中央政府"，而周围神经就是分布在各地收集信息并且执行"中央政府"下达指令的"地方政府"**。整个神经系统在成人的体重中仅占3%，但毫无疑问的是，它是人体中最复杂也是现在了解最为有限的系统。

既然神经系统是一个联络和控制系统，那它通过什么传递信息呢？答案是电。神经系统最重要的基本单位叫神经细胞（或称神经元）。虽然人体中有各种各样的神经元，形状也各异，不过它们大致长得很像长了很多触手的章鱼，然后它们"手牵着手"形成一张可以传递信息的网络。当一头的一个神经细胞被激活之后，它的手就会形成电信号，电信号沿着手传递到牵着的下一个神经细胞的手里。就这样一个传一个（或多个），电信号就会传递到大脑里，并通过相似的传递机制，使人实现各式各样的认知功能。神经细胞这些大长手叫作轴突（Axon）。为了让电信号能够沿着手传得更快，轴突一般都会被一种叫髓鞘的东西裹住。髓鞘的主要功能是电绝缘，就像在手上裹了厚厚的口香糖一样。一方面，这样相邻的手就不会相互干扰，而且电信号就只能在髓鞘与髓鞘之间跳跃式前进，加速传递速度；另一方面，髓鞘还起着保护大长手的作用。总之，轴突就是神经细胞的"命根子"，要是断了的话，真的会很麻烦。

其实，神经细胞只占神经系统里细胞总数的10%。剩下的则是胶质细胞（Glial cell）。我们将在下一篇中详细地介绍这种细胞。

那么，大脑到底有多大？这一点很多人都没有直观的感受。现在超市里卖的鸡大多是收拾好的，去毛、清空内脏后，一只白条鸡的质量大概都在 1.2 ～ 1.5 千克。大脑的质量和这样一只白条鸡差不多。当然，每个人大脑的质量和体积稍有差异，但区别并不是太大。

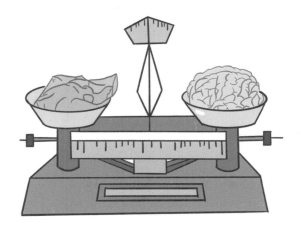

这里要提到另一个流言：人出生后，大脑的质量就不会增长了。这是不可能的。新生儿的大脑质量大约只有400克。在接下来的十几年里，这颗小小的大脑会增重大约1千克！

大脑里的打工人

- 大脑里的神经细胞大约有860亿个。
- 除了神经细胞，大脑里还有胶质细胞。

　　我常看到科普书上说，人类的大脑有1000亿个神经细胞。这种说法其实不准确。别说大众了，即便问一些神经科学家，不少人的回答也是1000亿个。实际上，早在2009年，这个数字就有所更新了，现在比较公认的是人的大脑有860亿个神经细胞。你觉得1000亿和860亿差不多？ 140亿个神经细胞可相当于一只狒狒的大脑！ 说到神经细胞，就不得不提到脑细胞结构研究的奠基人，西班牙神经学家圣地亚哥·拉蒙－卡哈尔（Santiago Ramón y Cajal）。在工作不繁忙的一年里，他在业余时间默默地画了几百个脑细胞插图。在一百多年后的今天，这些插图还被用在大学教学当中。这些插图让他在1906年获得诺贝尔医学奖，他也被认为是"现代神经科学之父"。

知识延长线 🔍

　　大概每个学神经科学的人都会被普及卡哈尔的生平。他是个极其叛逆的人，非常抵抗权威。他的父母希望他能够和他们一样从事医学工作，画骨骼是卡哈尔对医学产生兴趣的转折点。他一个人一年业余时间所做的工作，比很多人一辈子做的都要多。想想自己，老是抱怨"没空""太忙"，实际上都是些借口罢了，这就是"平庸"和"杰出"之间的差距吧。最近也有艺术家将卡哈尔的插图与艺术结合，制作出非常有东方韵味的艺术品。譬如说，曾给美国卡内基梅隆大学做过一个超美的神经细胞作品的格雷戈·邓恩（Greg Dunn），感兴趣的可以去他的个人网站上看看，那里有很多他的作品。

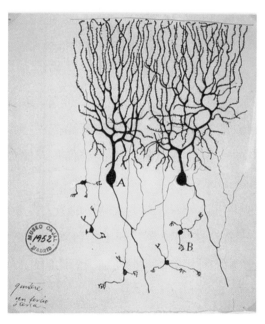

◆ 卡哈尔最有代表性的一张手稿：浦肯野细胞（Purkinje cell），卡哈尔于1899年创作，图片版权属于公共版权。

前面提到，大脑中除了神经细胞以外，还有胶质细胞。它们的功能主要是为其他神经细胞提供支持、供给营养、维持稳定的环境以及绝缘。这些细胞不需要那么长的轴突，所以相比之下就短很多，而且由于作用不同，形状差异很大。

胶质细胞分两种。一种叫大胶质细胞（Macroglia），包含多种分工明确的细胞，譬如星形胶质细胞（Astrocyte）、神经膜细胞（Schwann cell）、卫星细胞（Satellite cell）等。这些细胞大小和形状各异。另一种胶质细胞叫小胶质细胞（Microglia），相当于在脑和脊髓里的巨噬细胞。它的作用是清除中枢神经系统里损坏了的神经和感染性物质，并和帕金森病、阿尔茨海默病有很大的关系。

我们对胶质细胞作用的了解还不算充分，可能它们的作用比我们想象的重要得多，而且有可能在对待很多绝症或者难以攻克的科学难题上起着很大的作用，比如神经再生（Nerve regeneration）。

在很长时间里，科学家认为大脑里的绝大多数细胞是胶质细胞。但这一看法在2016年后开始受到质疑，当下我们普遍认为人类大脑中的神经细胞与胶质细胞的比例是1：1。

◆ 最短和最长的神经细胞

对于人类来说，神经细胞因其功能种类和在人体的位置不同，长度从 2 纳米到 1 米多不等。一般大家认为最长的人类神经细胞是坐骨神经，其轴突始于骨盆中间的位置，经大腿到膝盖，在膝盖上方分叉。它最长的分支叫胫神经（Tibial nerve），从膝盖到大脚趾。坐骨神经和胫神经加起来可达 1 米多。但是严格地讲，最长的应该是正中神经（Median nerve）和尺神经（Ulnar nerve），这两个神经都是从肩膀到手腕，然后再到手指尖。这个长度比大腿或小腿的神经都长。在动物里，我查到的最长的神经是长颈鹿的传入神经（Afferent neuron），从脖子到脚趾，可达 5 米长。而最短的神经细胞，是小脑里的颗粒细胞。

神经细胞的长度特别有名是因为神经细胞轴突的主要功能是传输信息，而一根轴突传到底是最快的。就好像快马送信一样，如果马不会因劳累而减慢速度或有其他的任务要办，送信人肯定不会在驿站中转。神经细胞传输信息也是一样的道理。当然这是在信息只需要走一条线，不需要到多个目的地的前提之下。

小脑是必需品吗

- 其实我们说的大脑，一般指的是脑。脑包括大脑和小脑。
- 小脑负责肢体动作和演讲。
- 虽然小脑只占全脑10%的体积，但全脑50%的神经细胞都在小脑里！

我们常常会忘记，除了大脑以外，我们还有一个脑——位于大脑下方，后脑勺位置的小脑。

小脑名副其实，只占了全脑10%的体积，但其主要功能一点都不能忽视：它负责肢体动作，包括姿势、平衡、运动学习（如挥高尔夫球杆），以及演讲。

打个比方，你见到一个你想认识的人，想跟人家打个招呼，说声"你好"，并挥挥手。大脑做出决定后，来自左半脑的布洛卡区（Broca's area）帮你产生正确的打招呼用的语言和发音"你好"，而不是"里吼"或者其他什么奇怪的发音，并将这个信息传递到小脑。在小脑里，信息会再通过苔状纤维传递给颗粒细胞，颗粒细胞将这个单一指令编译成更为精细的任务。譬如说，嘴唇的哪个肌肉要动、舌头怎么卷起来、如何控制嘴巴的咬合以确保既不会咬到舌头也不会口齿不清……当然，这个比方并不准确，但希望能通过这个例子帮助你理解，

大脑是个 1500 克的宇宙

为什么需要将一个简单的指令分成那么多步骤。但由于小脑里的颗粒细胞实在是太小、太密集了，现在还很难在正常活动的动物的大脑中检测它们的信息传递情况，所以知晓它们如何解析复杂的运动信息情况还需要一些时日。

不过，在继续讨论小脑的功能之前，我们要先说在国内发现的一例刷新"小脑的底线"的病例。2014年，国内发现了世界上第9例天生没有小脑的病例（原发性小脑发育不全，Primary cerebellar agenesis）。小脑损伤导致脑功能缺失的情况并不少见，但天生缺失整个小脑是极为罕见的。

这位中国女性在出现呕吐和眩晕的症状后前去医院就医，CT和磁共振成像发现本该是小脑所在的位置却是空洞洞的——这位患者完全没有小脑！这立马解释了之前出现的症状，同时也解释了为什么患者到6岁才开始说话，7岁才会走路，而且年幼时她也从来不能像其他孩子一样玩耍和跳跃。即使会走路，她也需要外界辅助。在语言测试中发现她完全可以正常地理解词汇，但小脑的缺失使得她在词汇发音上有一些问题。患者虽然声音颤抖，说话含糊，声调尖锐，但科学家和医生都非常惊讶于小脑缺失并没有让她完全丧失行动和语言能力，也没有出现其他严重或极端的症状。

脑扫描结果显示，脑脊髓液（Cerebrospinal fluid）充满了原本应该有小脑的区域。经过测试，她的脑脊髓液是正常的，但颅内压力略高，也就是大脑会受到挤压。通过脱水治疗和其他伤害较小的配合治疗，压力有所降低，症状得到了缓解。有趣的是，这似乎与基因无关，在她的家族中并没有发现其他神经缺损的病例。据国内网上报道，这例病例是在济南军区总医院发现的，患者已结婚，并育有一名健康的女儿。

虽然从理论上来讲，小脑并非生存的"必需品"，需要维持呼吸、体温等。我们都知道，"生存必备功能"是由脑干提供的，所以大脑或小脑损伤后也还是有很多能生存下来的患者。但是，这个在国内发现的患者，不是小脑发育不全，而是完全没有小脑啊！而且更让人称奇的是，这位患者不仅活着，还活得好好的，生的孩子也非常健康。虽然已知的已有30种基因异常会导致小脑畸形，但对于为何患者完全缺失小脑我们到现在还是摸不着头脑。我们也不知道随着这名患者年龄的增长，会不会症状恶化或有新的症状出现。

不过，既然她没有小脑也能较为正常地生活，那么是否可以说小脑并没有那么重要呢？

不！小脑当然重要。如果某一侧的小脑受到损伤，它就不能精准地控制同一侧的身体，譬如不能保持平衡、协调性降低，即使简单地临摹一条曲线也十分困难；同时，说话能力也会受到影响，轻则发音困难，重则完全丧失语言能力。而在目前发现的9例天生没有小脑的病例中，患者也或多或少有语言和运动方面的问题。

论文作者及论文发表年份	研究对象年龄	研究对象性别	失语情况	运动失调	运动发育	精神发育	其他
Yoshida & Nakamura 1982	4个月	女	—	—	发育迟滞	发育迟滞	近亲结婚，小脑完全丧失
Sener & Jinkins 1993	58	女	否	否	正常	正常	小脑近乎完全丧失
Sener 1995	6	—	是	是	发育迟滞	正常	中度小脑相关症状
Sener 1995	—	—	是	是	发育迟滞	正常	中度小脑相关症状
van Hoof & Willmink 1996	46	男	构音障碍	是	正常	轻度迟滞	小脑完全丧失
Velioglu et al.1998	22	男	构音障碍	是	发育迟滞	发育迟滞	小脑几乎完全丧失
Deniz et al.2002	7	女	构音障碍	是	发育迟滞	发育迟滞	小脑完全丧失
Timmann et al.2003	59	女	构音障碍	是	发育迟滞	发育迟滞	小脑完全丧失
Yu et al.2014	24	女	稍有构音障碍	稍有失调	稍有滞缓	正常	小脑完全丧失

注：至今发现的9例原发性小脑发育不全的病例情况。非常感谢前辈周不润的友情提供，翻译自Yu et al. 2014的原论文。

那究竟是什么让先天就没有小脑的人和后天小脑受到损伤的人所受困扰的区别如此之大呢？这是因为，在发育早期，大脑的神经可塑性很强，当神经系统某一部分出现发育迟缓或其他不致命的缺失时，其他正常发育的神经细胞可能会像"替补队员"一样自发地适应这种空缺的情况，弥补不足，尽量帮助神经系统正常运行。

在先天性小脑缺失的这种情况中，很有可能大脑的某些神经细胞当了小脑的替补队员，代替行使小脑本该负责的功能，如行走、说话等，使得患者保有部分能力但并不能完美无缺（如前文所说的那位国内女性，最新发现的情况是，发育比较缓慢，说话不清楚，走路不稳）。

这么说可能还是无法让人意识到小脑的重要性，这是因为我们人类现在变懒了，一天到晚都坐着，没事就发发信息，即使常坐着也能生存下去，从而导致人类运动和语言的精准度好像没有那样重要了。但实际上，如果没有小脑让我们精准地控制四肢和身体，我们的祖先连钻木取火这一古老的生存技能都不能掌握，哪里还谈得上逃离危险，甚至狩猎，直至进化到今天呢？

小脑拥有全脑一半的神经细胞数量

在学习小脑的相关知识时，我们第一个会学到的冷知识就是：这个只占了全脑 10% 体积的小脑，拥有整个大脑近一半的神经细胞。为什么这么小的体积却有这么多神经细胞？

要知道，神经细胞也有很多种，形状各异、功能各异，在神经系统中的分布也各异。其中，颗粒细胞（Granule cell）是最小的神经细胞之一，细胞体直径只有 5 ~ 8 微米，整个大脑的 75% 以上都是这种细胞，而小脑中的大部分神经细胞就是这种体积极小又极其密集的颗粒细胞。

这些颗粒细胞连接着苔状纤维（Mossy fibre），顾名思义，它们跟苔藓一样密密麻麻，而这些纤维的另一头在大脑的四面八方，大脑各处的信号通过这些纤维把信息传递到小脑里。

当这些来自大脑的信息到达小脑里的颗粒细胞时，颗粒细胞又再次将信息通过 200 多条"频道"在此散布下去，把来自大脑的任务进一步分工下去给每一块肌肉和骨骼。

小脑负责对话、演讲、运动学习，但它并不负责发出指令；它负责将大脑发出的命令，分工下去，让肌肉接收到信息，再告诉大脑："你的命令已经传达下去了，下一步是什么呢？"

科学家是如何研究大脑的

- 磁共振成像：通过看大脑的结构和大脑中血液的含氧量推断不同区域的活动情况。
- 脑电图：收集神经细胞产生的生物电。

现在你可以把大脑设想成一个封闭的盒子，你给它一颗糖，它能给你唱首歌、念首诗，也可能从你身边逃跑。你想看看盒子里是什么，可一旦打开，它就会受伤甚至死掉，更别说维持正常的工作了。你也可以仅仅通过它静止、已失去活力的形态研究它，通过它的结构、形状推测它的作用（解剖学），或将每一个零件拿出来单独培养，看一个或几个相关的零件是怎么相互作用的（神经细胞学）。

过去想要将大脑的某些特定区域和一个行为联系起来，只能通过观察大脑有损伤的患者做一些推测。譬如，一名患者的某个大脑区域在事故中受到了损伤，结果这位患者的行为出现了很奇怪的变化，再也无法形成新的记忆了，但其他行为却没有受到任何影响。这说明这位患者大脑受伤的那个区域和记忆的生成息息相关。

为了更深入地研究这个区域，科学家需要通过动物实验做进一步的证实。但问题是，其他的动物（即使是与我们最像的猩猩）和人还有很多不同，尤其是在大脑这个器官上。特别是当我们想研究一些人类特有的认知功能，如表达情感、做稍微复杂一些的决策、与语言相关的一些现象等，都很难仅仅通过动物研究。所以，还是得想办法在不伤害人的情况下，实时地研究人类的大脑。

知识延长线 🔍

历史上有一位病例叫 H.M.，他的全名其实是亨利·莫莱森（Henry Molaison），但当他在世时，为了保护他的隐私，所有的科学家都用他的姓名缩写讨论他。他 27 岁的时候因为严重癫痫，不得不通过移除部分受影响的大脑区域稳定病情。他被移除的区域名为海马区（Hippocampus）。手术非常成功，他的癫痫得到了有效的控制，而且他几乎完全康复了，智商、行动、行为正常，但从此以后他再也无法形成新的记忆。这使得神经科学家对海马区产生了浓厚的兴趣，从此以后打开了新世界的大门。可以说他的病例在无意之间推动了整个领域的发展。H.M. 在 2008 年去世，享年 82 岁。他去世后，他的名字和生平故事也终于可以公之于众。

好在最近30年，脑成像技术越来越成熟，科学家终于可以在不损伤志愿者身体的前提下，甚至在人的大脑正在工作时，通过各种各样的脑成像技术实时观察大脑的活动。在现在的神经科学研究中，常用的脑成像技术有不少，但最常用的要数磁共振成像和脑电图。

磁共振成像

功能性磁共振成像（Functional magnetic resonance imaging，fMRI）常常也被称为"核磁共振"。它通过观测大脑的结构和大脑中血液的含氧量推测不同区域的活动情况。当神经细胞活化时，会消耗氧气，而氧气是借由血液中红细胞里的血红素，沿着微血管送至每个细胞附近的。当一个区域的神经细胞变得活跃，这个区域所需要的氧气就会增加，这样附近还含有氧气的血液就会流向这里，来补充消耗掉的氧气。所以，伴随着神经细胞的活化，这个大脑区域会有血流的变化，而且血液的含氧量会与周围的区域有所不同。如果我们能够测量这个含氧量的变化，就能够推测到大脑的哪些区域变得活跃了。

那怎么测量呢？我们在中学时就学过，当电荷沿着导线运动时，会在导线周围产生磁场。如果电荷是带有正电荷的质子，当它绕轴旋转的时候，也会形成磁场。人体约70%都由水组成，每一个水分子含有两个氢原子，而氢原子原子核（质子）的自旋角动量不为零。如果你将它放入一个均匀的磁场中，只要控制好这个磁场的能量，就能使这个原子核产生共振，放出电磁波。而这个电磁波可以被检测到，经过处理，人们便能够知道发出这个电磁波的原子核的位置，并绘制出精确的图像。

其实，核磁共振里的"核"指的是氢原子核。但在临床上，因为担心患者会对"核"这个字产生畏惧感，国内也常将这种技术称为"磁共振"。

要特别注意的是，**在医院诊断时使用的磁共振成像其实是结构性磁共振成像（缩写为sMRI），和上面说的功能性磁共振成像的目的不一样**。简单来说，在医院做磁共振成像，不是为了观察人在做认知任务时的大脑活动，而是方便医生透视大脑，或分辨身体结构。结构性磁共振成像的作用其实和CT一样。只是在观察某些特定部位时，前者的效果可能更好，但磁共振成像一般也更贵。

脑电图

脑电图（Electroencephalogram，EEG）。神经细胞靠电信号来传递信息，即使在静止不动、什么也不想的情况下，大脑也如不夜城一般热闹。我们能够将大脑所产生的微弱的生物电，在头皮处收集，并放大记录成一种曲线图，这种曲线图就叫脑电图。收集脑电图的时候，头上要戴一个帽子，帽子上有很多感应器（电极）。电极贴在头皮上，就能收集到这个区域内头骨下方千百万个神经细胞的电流活动。打一个比方，大脑就像一个体育场，体育场里在进行一场球赛，而每一个神经细胞就像是一个时不时呐喊的观众。而你呢，拿着一根录音笔，站在体育场外，通过听着千万个球迷的呐喊声来了解球赛的状况。

这个例子提供了几条信息。首先，脑电图并不是直接记录了每个细胞的活动，虽然它能够呈现大脑的一些反应，但是在研究和分析脑电波时，有很多需要注意的地方。其次，脑电图展现的并不是几个神经细胞或某一个大脑区域的活动，它记录的是整个大脑中神经细胞的电流产生的电压波动。最后，虽然它在空间分辨率上较差（也就是说，它并不能精准地展示大脑某个特定区域的活动），但它在时间分辨率上非常好（能够精准到毫秒，基本是实时记录）。

在临床上，常用脑电图来诊断癫痫，有时它对神经疾病的诊断也有很重要的作用。

举一个简单的例子，假设我已经给你戴好了做脑电图的帽子，开始记录你的脑电波，然后你听我念下面两个句子。

第一句话：一个男人在自己的咖啡里加了牛奶。

第二句话：一个男人在自己的咖啡里加了袜子。

与听到"牛奶"相比，当你听到"袜子"这个违反语境的词汇后的400毫秒，脑电波会有一个更高的波峰。通过反复的测试我们发现，这个波峰（专业上叫成分）和违反语境有关系，只要听到或看到违反语境的词汇或物体，都能够在脑电波里看到这个成分。

收集脑电波不是一件难事，但是要解释脑电波需要一定的专业储备，所以在这里我没办法过于深入地介绍。

自从1924年人类首次进行脑电图实验以来，脑电图基本上是发展最成熟也是最便宜的一种脑成像仪器了。虽然现在已经有比脑电图更精确、更好用的脑成像设备，但脑电图最大的优势在于它非常便宜。购买一套普通的脑电图设备只要5万美元左右。且每做一次实验，便宜的情况下，差不多只需要花2 ~ 3美元。

因为它发展成熟，价格又便宜，很多公司和实验室都在尝试将其使用在人机界面上，用脑电波来下达一些指令，或结合眼动追踪技术，给穿戴型设备（如谷歌眼镜）提供一些实时反馈等。

因为篇幅的问题，我只能稍微介绍一下磁共振成像和脑电图。这两个技术在与神经科学相关的科普文章中常被提到。实际上，神经科学领域里的人对不同的脑成像技术褒贬不一。使用这些成像技术后所得到的实验结果到底有多少说服力，也是仁者见仁，智者见智。

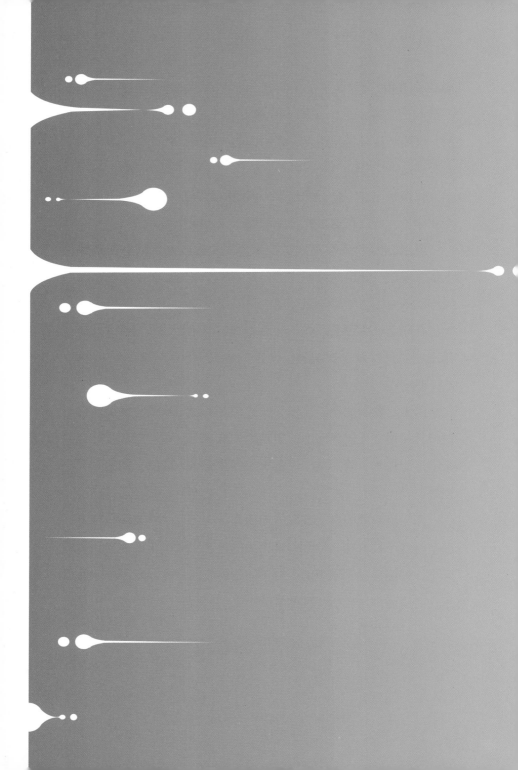

第2章

大脑里的"生活"行为

本章梗概

　　无论你是否承认，生活中的很多问题都会让我们感到困惑。我们都知道上瘾不好，但也说不上到底哪里不好，对奶茶上瘾和对毒品上瘾到底有什么本质区别？谈到育儿，大家都有说不完的理论，难道听音乐就真的能让胎儿更聪明吗？睡觉时做的梦那么生动复杂，它们到底从何而来？

　　有很多问题，如果从神经科学的角度看，就没那么玄奥了。这一章用几个常见的问题抛砖引玉，希望能从神经科学的角度给你的生活减少一些困惑。

到底是什么让人上瘾

- 大脑里的奖励系统是我们的欲望之源。
- 瘾是指一种重复性的强迫行为，是一种明知有害但无法停止的依赖。被依赖的某种东西可能是物质性的（如尼古丁）或非物质性的（如赌博）。
- 大脑的奖励系统出现问题时，人会上瘾。

究竟是什么推动了人的进步？不同领域的人肯定会有不同的答案。但在我的眼里，一切的一切，都是因为我们的欲望。有欲、有望，才有不断奋进的动力。

欲望从何而来？可能是金钱、权力、美色……从我的角度来说，**大脑里的奖励系统（Reward system）才是真正的欲望之源**。奖励系统就像油门，行驶靠它启动，但一旦出了问题，就如追尾时不小心踩了油门，就变成了瘾。

我没抽过烟。虽然我从来没有抽过烟，瘾我还是很理解的，因为我以前特别喜欢吃麻辣小龙虾。对吃上瘾听上去一点都不离谱！对于神经科学家来说，不管是对什么上瘾，香烟、毒品还是麻辣小龙虾，都是换汤不换药，道理都是一样的。

瘾到底是什么？就是"不做这件事（即使知道这件事不

好），我就会一直浑身难受，一旦让我满足了心愿，那比什么都痛快"。准确来说，**瘾是指一种重复性的强迫行为**，即使知道这个行为会有不好的影响，也依旧难以停止。就像产生了一种依赖，而被依赖的某种东西可能是物质性的，譬如香烟（严谨点叫尼古丁）、酒、药物，也有可能是非物质性的，譬如网络、赌博等。瘾到底怎样影响了大脑？瘾上来的时候，人们简直像变了一个人，心情烦躁、注意力不集中，就是非常想去把这个小小的但很强烈的愿望给实现了。譬如说麻辣小龙虾吧，在我遇见它之前的十年，我也过得好好的，而就是一次不经意的回眸，它便在我的生命里如影随形。那到底是什么被改变了呢？

上瘾到底是什么呢？就是大脑的奖励系统出现了问题。奖励系统是很多个相互连接的大大小小的大脑区域，主要位于大脑中央偏下的地方和脑门处。说通俗一点，大脑好比一个公司，而奖励系统就像一个负责提高工作效率、确保全公司士气饱满的部门。当然啦，在大脑这个有着860亿名员工的公司里（每个员工就是一个神经细胞），有些员工甚至在很多部门身兼数职，任务非常繁杂。而在"奖励系统"这个部门里，有些员工也在"情绪"部门里身兼要职，有些员工来自公司管理层的"决策系统"（喜欢还是不喜欢、吃还是不吃……），还有些外事员工（就是需要经常与身体的其他部位沟通，进而控制肌肉运动、呼吸、心跳等）等。

虽然"奖励系统"这个部门的员工众多且工作繁杂，但员工之间沟通非常有效，而且一环套一环。在这里，你常常会听到多巴胺、乙酰胆碱这些名字，它们是各种各样的神经递质。这些神经递质就好比是盖着印章的官方文件。当一个员工将一份文件传给下一个员工后，下一个人只要一看这印章，什么话都不用说，就知道要做什么、下一个要给谁。多巴胺也常常被科普为"快乐分子"，因为它和愉悦这种情绪的产生有很重要的关系；而乙酰胆碱在大脑的"教育部门"有着很重要的作用，肩负着让大脑有学习能力的重任。

吸一口烟，烟从肺进入血管，融入血液，迅速地顺着血液被带到大脑，并穿越血脑屏障[1]。整个过程只需要10秒钟，让尼古丁消失却需要两个小时。在这两个小时里，你以为尼古丁会安安静静地坐在一处等待吗？巧的是，尼古丁长得很像乙酰胆碱，于是常常鱼目混珠，让一大片员工误以为吸烟这个行为就是这期的学习任务，同时尼古丁还会间接地让相关部门生产更多的多巴胺。越学越快乐，这是个怎样的体验啊！学习效率

---

[1] 血液是不会直接接触大脑的，血管和大脑之间有一个屏障。这个屏障就像一个非常细的筛子，只让特定的物质，譬如氧气、二氧化碳、血糖穿过它。大部分的药物或病菌因结构太大，都是不能通过的。

变高了，于是越学越想学。每吸一次，就是巩固和温习。久而久之，"吸烟是个愉快的体验"就被每个员工深深地牢记在心中。

直到有一天，走在昏暗的路边，你看着手里早上才买现在却空空如也的烟盒，思索到底什么时候开始有烟瘾了呢？这时候，即使大脑管理层决定不再抽烟了，也很难改变奖励系统中员工们的习惯。

瘾在大脑里不是一个开关，更像是一个错误的行政规则。当然，尼古丁对大脑的影响远不止于此，这里我就不吓唬大家了。但我觉得大家一直忽视或误解了一点：即使你心中非常坚定，这根烟抽完就不会再抽，但这绝对不会是你的最后一根烟，相反，这根烟会让烟瘾更加牢固。原因在于，没有人是从抽第一根烟就开始上瘾的，瘾是重复性的行为导致的。只要还惦记着这一根，就一定会有下一根。改变不应该从下一根烟开始，而应把上一根烟作为最后一根。

但是，**成瘾不仅仅与化学成分影响大脑功能这个过程有关，还与人所处的环境有关**。荷兰社会心理学家皮特·寇恩（Peter Cohen）认为人类最基本的需求是"连接"彼此。当我们又健康又开心时，会建立和加深我们与身边人的关系；当我们心中有事、有来自生活或工作的压力，又不能与身边的人建立起连接时，为了舒缓压力，我们可能需要与某物进行"**连**

接"。这个某物可能是香烟、毒品，也可能是网络、赌博。如果健康、家庭、事业、感情样样都顺利，每天早上去公园里晨跑，或睡个懒觉后与所爱之人一起在慵懒的早晨享用美味的早餐，花时间和孩子一起玩耍……在这样幸福舒适的生活中，瘾又怎么可能趁虚而入？

有些朋友在戒烟过程中被发现抽烟后，督促他戒烟的人对此的应对方法都是给予他某种惩罚。这到底是不是一个正确的方法呢？戒瘾仅仅是与香烟断掉"连接"吗？上瘾的机制非常复杂，全世界有很多领域的科学家在通过不同方法研究它，但现在我们对上瘾的了解，还只是管中窥豹。正因如此，我们要反过来治疗它，或说戒瘾，这个过程一定不会轻轻松松。戒烟不仅仅需要自己的意志力，还需要身边亲友的关心和鼓励，更需要一个健康的生活方式。

如果无所畏惧，人是不是就无敌了

- 人有六种基本情绪：悲伤、愤怒、高兴、惊讶、恐惧、厌恶。
- 当进入大脑血液中的二氧化碳的含量大幅度增加，杏仁核检测到血液的酸性升高，便会引起人的恐惧和惊慌。
- 患者S.M.在失去杏仁核之后变得不知何为恐惧。

美剧《别对我撒谎》（*Lie to me*）大概是心理学剧集的鼻祖了。剧里的主角卡尔·莱特曼博士通过分析被观察者的肢体语言和微表情，判断被观察者是否在撒谎。而卡尔·莱特曼博士在现实世界中其实是有原型的，那就是美国著名心理学家保罗·艾克曼（Paul Ekman）。更准确地说，电视剧里的主要故事情节都来自艾克曼的研究。

而艾克曼最出名的就是他在1972年提出的"普遍基本情绪"列表：**即使是来自不同文化、不同民族的群体，群体中人的表情都具有很高的一致性，而最基础的六种情绪是悲伤、愤怒、高兴、惊讶、恐惧、厌恶**[1]。艾克曼认为，这些情绪是普

---

[1] 艾克曼有时候会提到第七种情绪，即轻蔑。也有很多心理学家认为惊讶不能算是基本情绪，所以只有五种基本情绪。还有些心理学家认为基本情绪远不止六种。

遍存在的，是天生的而非后天习得的。不同的表情代表着不同的情绪，要识别表情，就得理解什么是情绪。

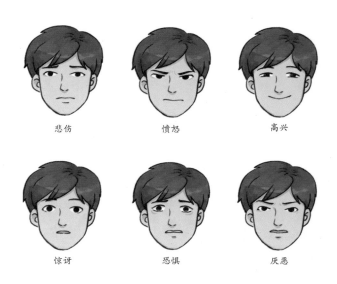

悲伤　　　　　　愤怒　　　　　　高兴

惊讶　　　　　　恐惧　　　　　　厌恶

◆　人类最基础的六种情绪：悲伤、愤怒、高兴、惊讶、恐惧、厌恶

知识延长线

除了这六种情绪所对应的表情以外，人还有一个常见的表情就是轻蔑。轻蔑的关键特点是，会有一边嘴角微微翘起。那这和高兴时的微笑有什么区别呢？高兴时左右两边嘴角同时翘起，并且脸颊会往上移，眼角也会有相应的变化。而鄙视时，只有一边的嘴角翘起。

那人的大脑是怎么理解、表达情绪的呢？大脑中，**负责情绪的区域不仅仅是大脑的某一处，而是由一个系统负责，叫作边缘系统**（Limbic system）。这个系统同时也和其他的认知功能有莫大的关系，如行为、动力、识路、短期记忆以及嗅觉。

在这个系统里，最有趣的就是杏仁核（Amygdala）了，这个区域在脸部识别中特别重要，当人看到不同的脸时，杏仁核的大脑活动增长最为明显。更有趣的是，杏仁核对恐惧这种消极情绪的情感识别有非常重要的作用。

恐惧是如何产生的呢？一种情况是，**当进入大脑血液中的二氧化碳的含量大幅度增加，杏仁核检测到血液的酸性升高，便会引起人的恐惧和惊慌。**为什么恐惧和二氧化碳有关系呢？这也算是一种反应机制吧。当人窒息时，血液中含氧量降低、二氧化碳积累，这样血液的酸性便会升高。窒息是个很令人恐惧的事情对吧？当人窒息的时候，会恐惧、挣扎，然后尽力逃脱吧？人并不是非要体验过窒息，才知道呼吸不畅是需要注意的。我们本身就知道要离窒息的环境远远的，因为那是令人恐惧的。

在2010年后的几年里，恐惧成为一个热点话题，甚至让整个情感神经科学（Affective neuroscience）或者说情绪脑（Emotional brain）都变成热门话题，这还得归功于2010年发现的一个神奇的病例。

患者名字的缩写为 S.M.，是一名 45 岁的白人女性。她在大约 2010 年的时候因为一氧化碳中毒，患上了名叫类脂蛋白沉积症（Urbach - Wiethe disease）的极其罕见的疾病。患有这种疾病的人，大脑的杏仁核会硬化并且失去功能。在大脑两半的杏仁核都失去作用后，S.M. 即使看很恐怖的恐怖片也没有任何恐惧的感觉。研究人员带她去世界上最恐怖的鬼屋，她也毫不畏惧，甚至用手去碰扮演怪物的鬼屋工作人员，反而吓了那些工作人员一跳。所以，大家都称她为"无所畏惧的女人"。

这个病例被报道出来时，神经科学界立马沸腾了。很多研究表情和情绪的人都转头开始研究杏仁核，即使以前不是研究这方面的，也摩拳擦掌想去沾个边。2013 年 2 月的时候，S.M. 恰好在我的母校伦敦大学学院参与实验。当时我们刚好在课堂上学到了她的病例，我们都好想去"追星"。实际上，S.M. 并不是第一个失去杏仁核功能的人。大概有 300 名类似病状的人被记录在案。但在 S.M. 出现之前，从来没有人像她一样这么彻底且精确地失去了杏仁核的功能。其他患者要么只失去了一边，要么还剩一点，或者其他大脑区域也有损伤。换句话说，S.M. 杏仁核的损伤程度非常精准，无可匹敌。

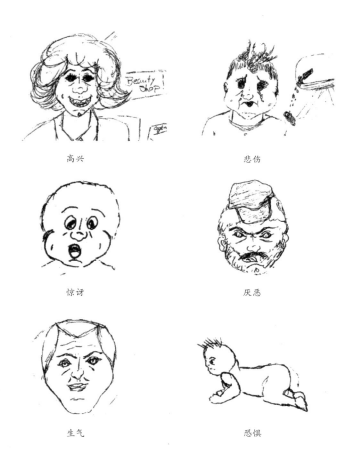

高兴

悲伤

惊讶

厌恶

生气

恐惧

◆ S.M. 画的六个表情

注：可以从其他五个表情中看出，她的绘画水平还不错，而且理解和表达能力都
    没有问题。但S.M.坚持说她不知道该怎么画恐惧的表情。截图自论文 Adolphs
    et al.（1995）. Fear and the Human Amygdala. Neuroscience, 15（9）:5878—5891.
    Society of Neuroscience 版权所有。

S.M.的情况让我们得出了一个结论（在神经科学中，我们很少敢下结论）：**没有杏仁核的人就会不知道何为恐惧**。我们普通人很难理解什么是"不知道何为恐惧"。具体地讲，患者可以识别其他的表情，但唯独不能理解、识别、解释什么是恐惧。最简单的测试方法，就是让S.M.画六个基础情绪的表情。在表达恐惧时，她表示不知道如何表达，最后决定画一个在爬的婴儿（见上页图）。这说明S.M.对恐惧的理解和表达都有问题。而在画其他五个基础表情（悲伤、愤怒、高兴、惊讶、厌恶）的时候，她的理解和表达都和正常人没有什么区别。

人们总说恐惧才是我们自身最大的敌人，如果不知何为畏惧，岂不是天下无敌了？这算不算是最牛的思想钢印？但通过观察S.M.就能知道，失去恐惧本能的人，其实将会陷入危险而不自知，因为他们也将无法识别危险，更不会去合理地避开危险。这些患者在生活中，即使遇到一看就是坏人的人，也会非常信任他们，而随便相信陌生人是一件很危险的事情。

学神的大脑究竟有什么特别的

- 智力是一个衡量解决问题能力的多维度指标，代表着大脑完成各种认知任务的综合能力。
- 在智商测试中获得高分的人，他们的大脑有个共同之处：大脑中的神经细胞要比常人更大，而且传递信息更快。

在江湖上，比学霸的级别更高、更具传奇色彩的，是那些把高难度练习册当游戏解谜做的大神，被称为学神。虽然这类学神让我们这些"凡夫俗子"羡慕嫉妒恨，但最让人好奇的是，聪明人的大脑究竟有什么特别之处？

想要回答这个问题，我们要先下定义——**聪明是什么？**

学习成绩好是不是就是聪明？如果是，成绩最好的是不是就是最聪明的？确实，成绩能代表聪明的一方面，成绩好的人往往在许多方面也相当出色，包括但不限于计算能力、语言天赋，同时还有一些更宽泛的认知能力，比如思维敏捷、意志力强、记忆力好，以及在高压情境下（比如考场上）保持冷静的能力。但成绩最好的人不一定是最聪明的人，因为影响学习成绩的因素太多了，很多时候勤能补拙，过于聪明的人有时也会觉得学习太容易而忽视平时的积累，考前临时抱佛脚，导致分数不理想。

那聪明是不是就是智商高，在智商测试中能获得高分？ 智商测试确实是专门用来衡量一个人的聪明程度的，更准确地说，这个测试是用来测量一个人的智力的。智力是衡量解决问题能力的一个指标，包括8个方面：推理、理解、计划、解决问题、抽象思维、表达想法、语言能力以及从经验中快速学习的能力。你可能会问，语言能力也是智力的一个关键成分，这是否意味着文科好的人在智商测试中也会占优势？没错！而且很多人还有一个对聪明的误解，认为聪明的人往往偏科，因为人无完人嘛。然而科学家发现，无论是数学，还是语言、音乐，聪明的人往往在不同的领域都有很好的表现。你可能会用许多科学家的故事反驳我，比如现代物理学之父阿尔伯特·爱因斯坦小时候就偏科呀！其实很多故事都是误传，爱因斯坦确实有失读症（这是一种大脑疾病，会使人阅读困难），但实际上他的语言表达能力很不错，人也很幽默，而且他还有音乐天赋，小提琴拉得非常出色。他读书时也不是什么差生，相反，他的成绩一直在班里名列前茅。换言之，虽然智力是分领域的，但是**智力也代表着大脑完成各种认知任务的综合能力**。

智商测试并不是一个能够完美地测量智力的方式，但比用学校成绩来测量更为合适。有了智商测试这一工具，我们就能在"聪明人的大脑是怎样的"这个问题上更有底气一些。欧洲的"人脑计划"就做了这样的一项研究，发现**在智商测试中获得高分的人，他们的大脑有个共同之处：大脑中的神经细胞要比常人更大，而且传递信息更快。**

这项研究是怎么做的呢？神经科学家邀请了46位患大脑肿瘤的患者参加实验。这些患者需要做开颅手术，他们大脑中的肿瘤要被切除，而在手术过程中，医生必须从他们的颞叶（大概在耳朵的位置）里提取一部分健康的大脑组织（也就是神经细胞）来做检查。科学家们获得患者们的允许，在做完检查后，继续研究这些大脑组织，测量神经细胞的大小和其他特征。

大脑中有860亿个神经细胞，绝大多数的神经细胞都有很多"短手"，叫作树突。这些树突又与其他成千上万个神经细胞相连，组成一个巨大且复杂的网络。科学家发现，智商测试成绩越好的人，他们的神经细胞越大，而且树突越大，传递信息的速度就越快。这与之前一些基因研究的发现不谋而合。此前，有基因研究发现决定智商的基因似乎与神经细胞的大小有关，神经细胞越大，信息传递就会越快，人的反应也会更快。

换言之，聪明人的脑筋"转得更快"。这虽然是意料之内的结论，但令我惊讶的是，智商高的人会在神经细胞这个级别上与常人有异。

你可能会觉得，神经细胞这么小，它大一点、树突多一些、传递信息的速度快一些，又会有怎样的区别呢？别忘了，大脑有860多亿个神经细胞呀！虽然每个个体的差距较小，但乘上860多亿，那就完全是两个概念了。

这个不同带来的最直接的变化就是提高了大脑的工作效率。我学一门新语言，可能需要一年才能入门，而拥有这样大脑的人只需要几个月，甚至更少的时间就能达到同样的水平。有趣的是，这样的优势在完成简单的任务上体现得更明显，而任务越难，优势越不明显。所以，像我们这样天生不太聪明的人也不要沮丧，智商的优势不是无敌的，而且我们一辈子又能遇到多少个真的比我们智商更高的人呢？

同时，勤能补拙在神经细胞上也管用。我们每个人的大脑，无论年龄大小，都不是一成不变的。大脑会随着我们日积月累的训练产生变化。你想在哪个方面变得更为出色，就得不断训练它。

智商测试可能会说谎，但日积月累的努力不会说谎。

冷知识

爱因斯坦的大脑其实并没有传言中的比常人的大，而恰恰相反——他的大脑只有1.2千克，比大脑重量的平均值1.2～1.5千克小10%左右。他的大脑的特殊之处在于他的神经细胞密度远超常人。

胎教听莫扎特的音乐会让宝宝更聪明吗

- 光听莫扎特或者听其他古典音乐，并不会对人的认知能力有什么长期帮助。
- 小时候受到专业的音乐训练会让孩子在以下认知能力上有长期优势：推理、在多重任务之间相互切换、记忆能力、计划能力、解决问题能力。
- 早学乐器的人的大脑中，胼胝体的白质含量比晚学乐器的人更多。

你可能听过这样一个理论：听西方古典音乐，会让宝宝更聪明。这就是著名的"莫扎特效应"。但令人失望的是，这也只是个流言。和本书开头第一章中提到的"大脑开发的流言"类似，莫扎特效应也有个非常具体、听起来很有道理，且很诱人的说法。这个说法是：如果胎儿或幼儿常听莫扎特的曲子，就会变得更聪明。这个理论来自一篇发表于1993年的论文[①]，下面我会展开说明。在这篇论文出现后，1998年美国乔治亚州州长泽尔·米勒（Zell Miller）提议，每年财政预算划

---

① Rauscher, F.H., Shaw, G.L., Ky, C.N.（1993）, Music and spatial task performance. Nature, 365: 611–611.

105000美金给每一个在乔治亚州出生的孩子提供免费的莫扎特磁带或者CD。但是，如果我们仔细看1993年原本的那篇论文，这篇论文并没有说莫扎特会让孩子变得更聪明，而是说音乐能够帮助人的精神意象（Mental image）和时间排序的能力变得更好。

什么是精神意象呢？精神意象是指长期记忆中具备的感知信息。譬如对我来说，最特别的视觉意象是小时候有一年秋天，外婆和妈妈带我去人民公园。我现在都还记得外婆牵着我的手，因为那时候我还很矮，所以我把手伸得高高的。画面的中央是妈妈拿着小铲子和小口袋走在前面捡桂花。路的两边种满了桂花树，风一吹，金黄色的桂花跟下雨似的落在地上，铺得满地都是。可能因为那是极其美丽的画面，在那个年龄的其他事情我一丁点儿都不记得了，但这个画面却记忆犹新。

但现在的智商测试只能反映很小一部分的大脑能力，而且谈不上精确。所以不能片面地说，一个智商测试中的某一个部分得分增高，智商就增高了。但当时一传十，十传百，莫扎特效应传到大众耳边时，已经近乎为"多听莫扎特，智商爆双百"。一时间，莫扎特的碟片售量激增。

光听莫扎特或者其他古典音乐，并不会对人的认知能力有什么长期帮助。这一点在多个研究中都屡次被证实。但是，如果在儿时经过系统并长期的音乐训练，儿童在某些方面的认知能力确实会提高。也就是说，想要有效果，不仅要听，还要练。

2005 年一项研究发现，**小时候受到专业的音乐训练会让孩子对音乐的情感加强**，换句话说，更能理解音乐所传递的情绪和情感。虽然这是个很小的大脑变化，但却是长期的。如果儿时至少会一种以上的乐器，通过专业训练所得到的一些认知优势会持续到成人时期。目前已知的**认知优势包括推理、在多重任务之间相互切换、记忆能力、计划能力和解决问题能力**。而且，长时间学习乐器的孩子，**在语言（特别是学新语言）和数学上的表现会更优秀**。

这个发现也并不是太令人惊讶，毕竟练乐器能够锻炼孩子的动态感知信号（视觉和听觉）以及运动信号（手指、手腕、手臂，有些乐器还需要嘴唇的精确控制，如笛子、箫），这些高级认知能力的长期强化训练必然会对学习和记忆产生影响。

通过比较很早就开始学乐器的音乐家和稍晚才开始学习乐器的音乐家的大脑成像[1]，发现早学乐器的人胼胝体（Corpus callosum，即左右脑之间相连的部分）的白质含量明显更多，

---

[1] Steele, C., Bailey, J., Zatorre, R., Penhune, V.（2013）. Early Musical Training and White-Matter Plasticity in the Corpus Callosum: Evidence for a Sensitive Period. Neuroscience, 33: 1282–1290.

而胼胝体是人类大脑中最大的白质带。白质的区域相当于汇聚在大脑中的"电线"，起着帮助位于不同大脑区域的神经元相互沟通、共同合作的作用。片面一点说，白质越多，大脑不同区域的连接就更多，那沟通就会更有效，高级的感知、认知功能就会更好（可以做需要多种感知的高难度工作，如听写英语单词）。这个研究的结论是：7岁是音乐学习的分水岭。音乐对儿童认知能力影响最重要的时期为7岁之前。

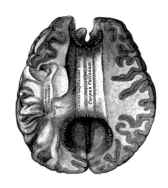

◆　胼胝体

注：从大脑上方往下观察胼胝体。图片来自经典的解剖学教科书《格雷解剖学》（*Anatomy of the Human Body*），作者 Henry Gray，1918年出版。

所以，有孩子的或者在考虑要孩子的，别拖拖拉拉，在7岁前尽可能让孩子学个乐器。

音乐能让人变得更聪明。从一定程度上来说，这句话是对的，而且音乐对大脑发育的积极影响肯定比我们现在已知的更多。音乐至少能让聪明的人更聪明。但它也有很多局限，譬如，学习音乐必须经过系统、专业、长期的训练，而且最好在岁数很小的时候就开始坚持训练。对于神经科学来说，研究这个命题实在是很难，因为长期的人类实验非常难以控制和精确测量。不过，管它是聪明了一分还是两分，只要有好处、有条件，为什么不让孩子去学？当然，我并不认为学乐器只是为了提高认知能力。但音乐确实是现在已知的能够帮助人提高认知能力的一种"游戏"。我有不少同学和我一样，虽然从小学习乐器，但到小学后期或中学时就因为学业压力放弃了练习。因此我希望父母和教育者在参考了这些科学研究结果后，能够尽可能地多增加艺术在儿童教育中的比例和提高其地位。

知识延长线

胼胝体——最伟大的协调者。胼胝体是连接大脑左右两个半球的重要部分。两个半球之间的沟通大多通过胼胝体进行。譬如，有研究发现音乐家的胼胝体要比普通人大一些。

为什么怀孕会让人犯恶心

- 控制呕吐的大脑区域叫作呕吐中枢。
- 孕吐是为了让身体摆脱一些可能会对胎儿的中枢神经系统有害的食物。
- 随着孕期增长，孕妇的记忆测试成绩要比三个月前测试的成绩平均低11.7%。
- "傻三年"就和怀孕没什么关系了。养育婴儿是一项极度消耗认知能力的工作，谁带谁都会"傻三年"。

在电视剧、小说里，一旦有女性角色犯恶心，就基本等于告诉观众她怀孕了。孕吐的确是怀孕的一个寻常现象。将近九成的孕妇都会经历孕吐，在大多数情况下，这种恶心的感觉在怀孕18周之后就会消失。

话说回来，为什么孕妇老是觉得恶心呢？

到底是什么引起了孕吐？孕吐只是一个副作用，还是它有实际的功能性意义？现在我们并不确定。我们所知道的是，怀孕初期的三个月对胎儿的发育特别重要，因为这是中枢神经系统的形成时期。而在日常的饮食过程中，一些食物不可避免地带有微量的毒素。虽然拥有成年人身体的孕妇已经习以为常，但毒素进入血液后，就会打断胎儿的中枢神经系统发育。

最近出现了一个新理论，**孕吐是为了让身体摆脱一些可能会对胎儿的中枢神经系统有害的食物**。控制呕吐的大脑区域叫作呕吐中枢（Postrema），这个区域不受血脑屏障的保护，所以它可以检测血液里的毒素。同时孕妇的血液中人绒毛膜促性腺激素的浓度大大增高，而这又会使呕吐中枢对毒素特别敏感，导致孕妇频繁地觉得恶心。

纵观已知的哺乳动物，孕吐只出现在人类身上。而人类拥有最多样的菜单（换句话说什么都敢吃），食材丰富加上各种混搭，吃进会产生毒素或有病菌的食物的可能性相对也高很多。当然，正如之前所提，这些所谓的毒素对孕妇本身可能不算什么，而且胎盘也是一道天然的屏障，所以也不要被这个理论惊吓到。在过去生存环境恶劣的时候，有孕吐的孕妇可能有一定的生存优势，但现在估计只是让本来就有些疲惫和焦虑的孕妇更加不舒服罢了。

另外一个有趣的现象是"一孕傻三年"，是指怀孕后人会变得迟钝、健忘，像是变傻了一般。写到这里的时候，我正怀着二胎。以前没怀孕的时候，我不太明白为什么怀孕还会影响人的认知表现，现在亲身体验后觉得"一孕傻三年"这种说法不是空穴来风。怀孕给人带来的变化，绝不只是身体上的负担，更难适应的是认知上的变化。孕妇在怀孕期间会很容易变累，产生情绪波动，有时候甚至难以集中注意力。说实话，这么说有点像脑雾（Brain fog），像在脑子里笼罩着一层雾，孕妇不像未怀孕时那样能够随时保持灵敏的状态。

很可惜的是，针对孕妇的认知科学研究并不是很多。毕竟找孕妇志愿者本身就不太容易，何况还要证明她们是不是变得更健忘了，这实在不是个良心实验。2014年，英国科学家全方位测试了23名孕妇和24名没有怀孕的女性，做了将近200个测试，每三个月就要测试一次，全实验耗时整整两年。结果发现，**随着孕期增长，孕妇的记忆测试成绩要比三个月前测试的平均成绩低11.7%**，换句话说，肚子越大记性越差。但严谨一点来讲，即使记忆力和学习能力真的有下降，也不一定是怀孕直接导致的，而有可能是受到孕期情绪波动、睡眠质量下降或压力这些因素的影响。

有趣的是，早在2000年就有研究发现，与没有怀孕的小鼠相比，怀孕小鼠的海马体（负责记忆和学习的重要大脑区域）要更小一些，然而其他区域都没有变化[1]。2008年的另一个实验表明，这可能是因为怀孕期间海马体的神经形成（Neurogenesis）明显减少导致的[2]。

但真的会"一孕傻三年"吗？这可不一定。在生产后的一两年内记忆力变弱是一件挺常见的事。有小孩的都懂，在孩子刚出生的前两年，特别是新生儿的前几个月，晚上每三小时就要给婴儿喂奶、换尿布，根本没法好好睡觉。在这种情况下，任何带小孩的人——无论是母亲还是父亲——做任何记忆力测试都会显示记忆力变差。**养育婴儿是一项极度消耗认知能力的工作，谁带谁都会"傻三年"。**

从我的主观经历来看，怀孕带来的认知上的变化其实是有限的，至少不会对我的日常科研工作有任何影响。但不知道是

① Galea, L.A., Ormerod, B.K., Sampath, S., Kostaras, X., Wilkie, D.M., Phelps, M.T.（2000）. Spatial working memory and hippocampal size across pregnancy in rats. Horm Behav, 37: 86–95.

② Rolls, A., Schori, H., London, A., Schwartz, M.（2008）. Decrease in hippocampal neurogenesis during pregnancy: a link to immunity. Mol Psychiatry, 13: 468–469.

不是迫于证明自己"即使怀孕了，我的工作效率也能超出常人"，我反而给自己揽了更多的工作，凭空添加了更多的工作压力。这种思维方式给我带来的焦虑对我的认知变化影响力更大吧。

我们为什么会在不知不觉中忘事

- 有些事情就是要被遗忘。遗忘一些不重要的细节，对专注力有益。
- 不想遗忘却遗忘了，那就是大脑发生了病理性变化，如阿尔茨海默病。

记忆的重要性毋庸置疑。记忆甚至告诉了我们是谁，我们来自哪里，又要去往何方。

虽然我们都希望有更好的记忆力，但其实人类的记忆力已经非常强大了。我们总是在不知不觉中记住一些不太重要的东西。比如我的前同事罗伯塔·比安科（Roberta Bianco）博士就做过一个简单的识别声音的实验，在声音中混杂一段1秒长、随机、人造的噪声，重复播放几次，几分钟之后，人就能无意识地记住它[①]。这么一段噪声，其实对大脑根本没什么用，但大脑就是记住了，而且能记住至少两个月。**记忆的形成就是在这样不知不觉的时候发生的。**

---

① Bianco R., Harrison PM., Hu M., Bolger C., Picken S., Pearce MT., Chait M.（2020）. Long—term implicit memory for sequential auditory patterns in humans eLife. 9:e56073.

与此同时，遗忘也往往在不知不觉中发生。这个现象有两种解读方式。

从一方面来看，有些记忆就是要被遗忘。正如有些记忆你不想记住它但就是挥之不去，它是在不知不觉中被人记住的，与此同时，记忆也会不知不觉地消失。这并不是什么令人感伤的事情，相反，**大脑需要这样的遗忘**。想象一下，如果你需要记住从三四岁以来所有感知、所有事情的细节，那得是多大的信息量！

最好的例子大概是苏联心理学家A.R.鲁里亚（A.R. Luria）于1987年在《记忆家的心智》（*The Mind of Memorist*）中记录的一个病例——S。那本书应该是最早深度研究记忆术这个概念的书。S是个男性，他能够完全靠自身的记忆记住70多个连续、无关的词语和数字。只要听一遍，他就能复述出来。但这种超强的记忆力对他来说并非总是好事。比如，S有注意力缺陷，当你给他很多信息，比如一篇文章的时候，他很难找到关键信息。

这能够给我们带来一点启示：**其实遗忘是一件正常而且非常必要的心智过程**。如果遗忘不是在不知不觉中发生的话，你的生活和工作都会受到很大的影响。但这些忘记的绝大多数都是不太重要的细节。当然，这也不绝对，比如由于最近太忙，我常常忘记把约定好的会议添加到日历里。这并不是我想忘记的内容，却因为忙碌和疲倦遗忘。

从另外一个方面来看，遗忘也可能是一个病理性结果。**大脑发生病理性的变化，让你把不该也不想忘记的也忘记了。**

最好的例子大概是阿尔茨海默病。它是一种神经退化性疾病，俗称"老年痴呆症"，但"老年痴呆症"这种说法不准确。因为不仅阿尔茨海默病晚期有痴呆的症状，其他的神经退化性疾病也有。中国有世界上最多的阿尔茨海默病患者，而且患者的增长速度也是最快的。人在患有这种病之后，身体虽然是健康的，但记忆却慢慢消失，就像试图用手去止住流沙一般，无论如何努力，沙子也会从指缝中流走。每一粒沙就像一小段记忆，有可能是一段很普通的记忆；也有可能是一段值得珍视的记忆，但流沙不会因为它们所携带的记忆重要而停止。患者最终忘记了身边的人是谁，也忘记了自己是谁。

到底是什么导致人患上这种病，目前还不清楚。但我们能观察到，大脑在患病后会慢慢萎缩。那么，到底是什么导致这种萎缩，又要怎样阻止甚至逆转这种萎缩？这些就是脑科学家们关心的问题。

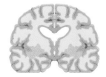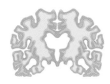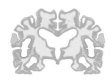

健康的大脑　　　　　发病初期　　　　　发病中晚期

◆　随着阿尔茨海默病的恶化，患者大脑的变化

这两个问题的复杂程度，我用几十万字都不一定能说清楚。简而言之，就是大脑中的神经细胞发生了变化。在显微镜下观察大脑切片，你会看到很多长得像树一样的细胞，叫作神经细胞。在正常情况下，这些神经细胞之间是相连的，相连的地方叫突触，而突触是生成记忆的关键。但如果观察阿尔茨海默病患者的大脑，就会发现突触消失了。与此同时，神经细胞内和外会有一些正常大脑中没有的东西——神经细胞里会有一种名叫 Tau 蛋白的东西发生病变，形成神经原纤维缠结。神经细胞外，一种叫作 β–淀粉样蛋白（Amyloid–β）的物质会聚集起来，变成一团。在显微镜下，它看起来就像是一个个的斑块，所以被称为淀粉样蛋白斑。神经原纤维缠结和淀粉样蛋白斑被认为是阿尔茨海默病最明显的病理标志。当下，我们认为就是这些额外形成的东西，导致了突触的消失。为什么这些东西会出现呢？要怎么预防和消除它们？目前，这些问题都还没有确切答案。

现在，这类疾病的困境在于大多数人没有意识到它们的可怕程度，也因此没有意识到研究这些病其实迫在眉睫。这种困境出现的原因有两点。第一，光是理解"这个问题很难"就有很高的知识门槛。第二就是大多数人还没有老。但我的病理学老师曾说过："如果我们在座的100个人都有幸活到退休，那这里可能有10个人得阿尔茨海默病，5个人会得帕金森病。"

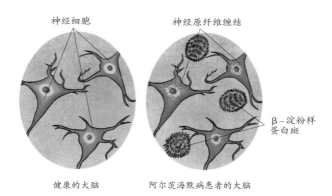

神经细胞　　　　神经原纤维缠结

β-淀粉样
蛋白斑

健康的大脑　　　阿尔茨海默病患者的大脑

◆　阿尔茨海默病患者的大脑中，神经细胞之间和细胞之内都有变化

注：其中，β-淀粉样蛋白形成的斑块——即图中标出的淀粉样蛋白——和Tau
　　蛋白病变引发的神经原纤维缠结被认为是最明显的病理标志。在本图中，
　　没有强调阿尔茨海默病大脑中的突触消失这一现象。

　　帕金森病是另一种老年病，在65岁以上人群中比较常见。根据近年来中国疾病预防控制中心的数据调查，帕金森病的患病率为1.7%，每50多位老年人中就可能有1位会得帕金森病。随着神经的慢性退化，人会不自主颤抖、身体僵硬、行走不便，随着疾病恶化，患者会出现痴呆的症状。我现在就在研究帕金森病，但我研究的是"非运动"方面的症状。帕金森病最明显的一个症状就是没法控制身体，颤抖成了常态，而且动作僵硬。其实这一症状现在已经能够通过各种手段被很好地控制了，甚至最近还有通过学乐器、跳舞来缓解症状的方式。但影响生活的其他症状反而更难治疗，这包括**"几乎对任何事情都失去动力"**，明明很想做一些事情，比如看书，但完全坚持不下去，以及会做一些冲动的决定，甚至变得好赌。

其实手抖、懒惰和冲动这三个看起来不相关的现象都和大脑里缺少多巴胺有关。帕金森病的出现就是因为生产多巴胺的脑细胞逐渐开始死亡，而多巴胺的作用恰恰就是控制行动、让人产生动机，以及能够正常地控制对奖励的欲望。反过来看，我们还能通过研究出问题的大脑，来理解正常的大脑是如何运作的。

睡觉时大脑在忙什么

- 成年人的睡眠循环约为1.5小时。

- 一个睡眠循环包括REM睡眠期和非REM睡眠期。

- 梦出现在REM睡眠期。这个睡眠期对记忆巩固有重要作用。

直到20世纪40年代，科学界都一直以为睡眠是一个被动状态，或者说"如果打断正常的大脑活动，就会睡着"。在发明了脑电图之后，这个看似符合情理的看法很快就被打破。睡眠实际上是一个非常活跃的过程，需要很多大脑区域共同合作来完成睡眠的循环。

整整一夜的睡眠其实是由很多个睡眠循环组成的。一般情况下，**成年人需要1.5 ~ 2小时完成一个完整的睡眠循环**。当你在熟睡时，大脑会进入一个叫REM睡眠期（Rapid eye movement sleep，即快速眼动睡眠，以下称REM睡眠）的状态。这个状态非常有趣，因为在这个状态下的大脑脑电波看起来就像是你醒着在运动一般。在REM睡眠期中，你的全身都不能活动，但眼球运动加快、心跳加快（大概每分钟多10次）、呼吸加快，男性还会出现阴茎勃起的状态。与此同时，大脑中会出现各种各样非常精细的幻象，也就是梦。梦是一个非常有趣的认知现象，我会在后文聊到它从何而来又为何出现。除了REM睡眠期，剩余的睡眠时间都是由非快速眼动睡眠（Non - REM，以下称非REM睡眠）期组成的。整个睡眠时间中，REM睡眠期占大概25%，非REM睡眠期占75%。从非REM睡眠期到REM睡眠期再回到非REM睡眠期，这就算是一个完整的睡眠循环，大概需要90分钟。

为什么大脑要有不同的睡眠阶段呢？这个问题还未解。但至少我们现在知道REM睡眠对巩固记忆有重要作用。还有很多研究发现REM睡眠会使人的反应速度明显更好。其中，最早、最有影响力的要数以色列神经科学家阿维·卡尼（Avi Karni）在《科学》上发表的一项研究报告[①]。在那项研究中，志愿者被要求去识别屏幕上闪现的一条短线的方向。这个视觉任务很难，因为短线出现的速度非常快。每人需要做两次测试，分为四组。

- 第一次和第二次测试之间没有睡眠：结果发现，第二次测试结果比第一次好。

- 前一天晚上做一次测试，睡觉之后，早晨再做一次测

---

① Karni, A., Tanne, D., Rubenstein, B.S., Askenasy, J.J., Sagi, D.（1994）. Dependence on REM sleep of overnight improvement of a perceptual skill. Science, 265: 679–682.

试：早晨测试结果明显比第一组的第二次测试好（说明睡眠对测试有帮助）。

- 前一天晚上做一次测试，睡觉之后，早晨再做一次测试，但REM睡眠状态会被打断：早晨测试结果没有任何进步，也就是说比中间不睡觉的结果还糟糕。

- 头天晚上做一次测试，睡觉之后，早晨再做一次测试，但非REM睡眠状态会被打断：早晨测试结果最好，比不打断的睡眠还好。

这个结果非常有趣，说明了三点。第一，睡眠确实能帮助提高某些基本的认知能力。第二，千万不要打断REM睡眠期。第三，如果在非REM睡眠期苏醒，人的认知能力会更好。

除了会影响大脑的认知能力，睡眠对身体的其他系统也有密切的影响。比如，流感的症状之一是头昏犯困，这是因为流感会让血液和大脑的脑脊液中混杂一种叫做腺苷（Adenosine）的抑制性神经传导物。腺苷本来是有促进睡眠的作用，但在患有流感的时候，过多的腺苷则会让你觉得头昏犯困。

要想表现好，睡觉少不了。有时候过度努力反而不如劳逸结合，因此将一些工作留给睡眠时的大脑自动处理吧。

《梦的解析》中，弗洛伊德到底讲了什么

- 弗洛伊德的《梦的解析》这本书有三个关键问题。
- 梦都是有意义的；可以用一套精神分析的方法来解析梦，分析它背后隐藏的意义；梦的形成解释了心理疾病的形成。

前文我们提到了梦，梦到底是什么样的？

心理学里最广为人知的著作，大概是奥地利精神分析学家西格蒙德·弗洛伊德（Sigmund Freud）的《梦的解析》。如果你在研究心理学和神经科学的人面前聊弗洛伊德，多半会被嘲笑不懂心理学。为什么呢？虽然我不做精神分析学研究，也没有专门学过弗洛伊德的理论，但是我一直很好奇总被提起的《梦的解析》到底讲了什么。

为了方便你假装看过《梦的解析》，这里我帮你总结一下。在这本书中，弗洛伊德有三个核心观点。他的观点围绕三个与梦有关的关键问题：**梦有没有意义？梦的意义有没有可能被解释？梦和心理疾病有没有关系？**

首先，梦有没有意义？弗洛伊德认为，梦都是有意义的。而且他认为每个梦的形成都遵循特定的规则，它的内容也有

大脑是个 1500 克的宇宙

特定的来源。甚至梦的存在都是有目的的，而这个目的就是满足自我的欲望。那为什么人还会做噩梦呢？弗洛伊德提出，除了显在的内容，梦还有另一层隐藏的内容。而这一层隐藏的内容，是无法用外在的内容展示出来的。

其次，如果梦有意义，它的内容要如何被理解？《梦的解析》主要提出了一种类似于解密的方法，用精神分析去解析每一个梦，以此通过梦的外在内容去理解其隐藏的意义。在这本书里，弗洛伊德总结了他解梦的四大方法：**凝缩、转移、再现和二次加工**。凝缩可以用来解释梦里出现的陌生人。比如弗洛伊德曾经梦见一个女性患者。虽然这个人在现实中没有出现过，但她身上却有现实生活中人物的缩影。转移是指梦的谜底藏在梦中不重要的细节中。再现是指在梦中，抽象的概念会被具象化，在梦中以图像的形式呈现。二次加工则是给梦提供了一定的合理性，使人在梦中不觉得奇怪，但梦醒时却觉得十分荒诞。

在全书最后，弗洛伊德提出，梦的形成解释了心理疾病的形成。他认为，许多心理疾病和梦的形成是类似的。都是人想要表达甚至实现一些隐秘、不可告知的欲望，却因为道德因素不得不压抑这些欲望。他认为，正是这份压抑导致了心理冲突，进而产生了心理疾病。在这里他提出了最为人熟知的观点：**梦的谜底大多与人在婴幼儿时期发生的事情有关**。因为在婴幼儿时期，由于生理限制，我们无法主动去满足自己的欲望，只能靠幻想暂时满足。而成年后，这些欲望会再次出现在我们的心里，以梦的形式再次出现。

在这本书中我专门在此写一篇关于他的书的总结，不是想宣传他的思想，而是因为既然要讨论他的对错，最好就要知道他到底说了什么。希望这个简单的总结能让你对弗洛伊德有更清晰的了解。再次声明，我不认为弗洛伊德的观点总是对的，而我想知道他错在哪里。

梦从何而来

- 梦其实就是一种被动的想象。
- 梦境的本质是脑干所产生的随机神经信号。

西班牙超现实主义画家达利有一幅油画，叫作《由飞舞的蜜蜂引起的梦》（*Dream Caused by the Flight of a Bee*）。这幅画描绘的是他的老婆加拉的一个很荒诞的梦境。达利说他就是受到了弗洛伊德理论的启发才画的这幅画。

这幅作品后来引起了多种解读，其中最有名的一个说法是：这幅画描述了梦中裸女即将被强暴，来复枪暗指男性的生殖器官，而后面的老虎也都与男性相关。但达利自己的解读却非常简单。画中，在睡着的裸女身下有一个小一点儿的石榴，这个石榴旁边有一只蜜蜂在飞。达利认为，这个梦境的出现，就是因为他的老婆加拉在睡着的时候有一只蜜蜂在她身边，大脑听到了嗡嗡声，引导了这个梦境。而那支来复枪其实就是她快要被蜇的恐惧。

从某些角度来看，这幅画揭示了梦的一些本质。比如，梦的画面非常生动，情感强烈，而且往往拥有奇怪或幻想的特征。此外，可能大多数人都隐约感觉到了一点：无论梦境如何怪诞，但它似乎有不少来源于生活的因素。或者说大脑从现实生活中获得素材，在做梦时再将这些素材重新组合，组成了一个个新的故事。

1988年，精神分析学家艾伦·霍布森（Allan Hobson）就曾归纳过梦的五个基本特征。

第一，梦常有很强烈的情绪在其中。很多人都做过"在光天化日之下全裸"和"被超级恐怖的怪物追赶"之类的梦，这些梦会给人带来强烈的羞耻感和恐惧感，让人非常情绪化。有时候人在梦中的情绪会非常强烈，强烈到一下子就醒了，然后发现自己吓出了一身汗，甚至吓哭了。而梦中最常见的三种情绪是焦虑、恐惧和惊讶。

第二，梦往往是乱序和没有逻辑的。梦的内容和组织结构往往是没有逻辑的。时间、地点、人物、事件可能完全没有关系，甚至很多时候还会违反现实中的自然法则。比如电影《盗梦空间》中，整个伦敦的高尔街都被翻到天空中。再比如很多人的梦中会出现飞翔、时间穿越、说人话的动物、人物瞬间改变形状的情况等。

第三，即使是特别奇怪的梦，在梦中都会被认为是正常的，做梦人并不会觉得奇怪。上面提到的那些不正常、没逻辑的人或事物，在梦中人并不觉得奇怪，只有一觉醒来回想起来的时候才觉得啼笑皆非，或者无比困惑怎么会有这样的梦。

第四，在梦里会体验非常奇异的感知。比如摔倒的感觉、踏空的感觉、快速下降的感觉。这些感觉有个共同点，就是在出现这样的感觉时，人会产生无法控制自己身体的无力感。

第五，醒来后很难记住梦的全部，尤其是细节。虽然做梦时记忆往往会被巩固加深，但梦里的大量信息会在醒后非常快速地消失。有数据显示，95%的梦在完全清醒后都会被忘掉。

那从神经科学的角度来看，梦有什么特征，又从何而来呢？

梦只会在REM睡眠期间出现。前面我提过，睡眠的时候，大脑会依次进入不同的阶段。一个睡眠循环主要由两大部分组成，一个叫REM睡眠期，另一个叫非REM睡眠期。

大脑是一个说故事的高手。下面这张图是心理学上很经典的一个图形：**卡尼萨三角（Kanizsa triangle）**。你看到图中那个无边的三角形了吗？看起来就像一个白色的三角形覆盖在一个黑色边的三角形和三个黑色圆圈上。但其实压根就没有什么白色三角形。这种视觉错觉告诉我们，我们所看到的，并非现实世界简单地反映、映照。视觉也并不是简单地把光投射在一张照相纸上那样简单。视觉对现实并非简单地反映，而是对现实的解释。

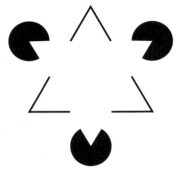

◆ 卡尼萨三角

　　还有一个生活中的例子也可以说明这种情况。我们的阅读速度很快，但其实我们并没有仔细看每个字。这种提速是怎么办到的呢？答案很简单，那就是提前预测。很多时候我们看了句子的开头就能猜出句子的后半部分，或只看个大概就好，大脑会自动把句意弄清。简单来说，大脑是个脑补高手。

　　看见其实是件很复杂的事情。这一点我们在讲感知的时候还会提供更多的例子。大脑非常神奇的一点在于，看见、听见这些感知过程似乎理所当然，是一些异常简单的工作。但仔细一想，你就会意识到感知这么复杂的世界是一项极为复杂的任务。只是因为大脑做得太好了，你完全没有感觉到它需要用力工作。这种无缝连接让绝大多数人根本无法意识到自己并不一定生活在现实世界中，现实世界只是大脑给我们的一个解释而已。大脑所接收到的绝大多数感知信号，特别是视觉信号，会经过一个名叫丘脑的脑区。这个丘脑就像一个感知信号的中转站，把不同的信息发送到相关的脑区，比如把视觉信号送到后脑勺的视觉皮质，然后再进行下一步的分类（颜色、光线强弱、图像形状、方向等）和加工（人脸、文字、物体运动）。

梦的感知素材来自脑干的随机神经信号。梦境往往充满着视觉信息，但睡着的时候我们的眼睛是闭着的，这些视觉信息从何而来呢？换一个问法：梦是从哪里得到素材的？现在的理论是，**梦境的本质是脑干所产生的随机神经信号**。脑干是脑和脊髓连接的部分，它负责调节、维持我们身体的各种生理状态。在睡眠状态下，脑干仍然处于活跃状态。没事干的脑干会发出一些随机信号，空闲的视觉皮质在接收到这些随机信号后，也不管这些信号从何而来，就把它们当成普通的视觉信号来处理，进而产生了无意义的图像。

刚刚我们说到丘脑，这是决定看见还是梦见的一个关键地方。当我们做梦时，丘脑不再对来自眼睛的信号做出反应，当然这时候的眼睛没有张开，压根没信号。即使你透过眼皮看到一些光，丘脑也会帮忙抑制这种视觉信息，让你好好睡觉。与此同时，丘脑接受了脑干的控制。

而对于睡眠来说，脑干的一个主要功能是维持 REM 睡眠，而 REM 睡眠正是大多数梦境出现的阶段。换言之，正是因为丘脑和脑干在 REM 睡眠阶段形成了这个联系，我们才在梦中见到了图像。但丘脑什么也不知道，也不管它收到的信息是来自眼球还是脑干，只是一股脑儿地将它们转送给视觉皮质。

让我们想象一下，正闲着没事干的视觉皮质会做什么。大半夜的，丘脑突然送一堆文件过来，不仅数量多，而且杂乱无章。视觉皮质并不知道这些是从哪里来的，它以为这就是眼球送来的。于是，它会像我们在白天看到现实世界时一样，全力从这些无意义的文件中理出思路。为了能看懂这是什么，大脑会竭尽全力，还会让主管记忆的大脑区域给视觉皮质提供记忆和知识。利用这些，视觉皮质把残缺的视觉信号补全成能看的图像，而这些图像又交织了我们的记忆、情绪，最终变成各种各样怪异但似乎有象征性的故事。这就是梦。

当然，除了来自内部的随机信号，做梦的大脑其实并没有完全与外界隔绝。比如，听到蜜蜂的嗡嗡声，可能就会梦见自己要被蜇了。有人朝熟睡的人洒水，熟睡的人可能会梦见下雨或公寓被淹了。

换言之，**梦其实就是一种被动的想象**。

虽然我本身不是研究梦和睡眠的，但我觉得这个现象揭示了大脑一个非常根本的特性，那就是"**讲故事**"。这一点令人细思极恐。从古至今，我们不断寻求一个能够解释宇宙种种现象的答案，这种行为是不是一种寻求故事的过程呢？那我们现在给予宇宙种种理解，生成各种理论，是不是就像白日梦一样呢？把身边的信息拼起来，形成故事，这是不是我们理解、认识宇宙的方式呢？而这种方式是正确的吗？是真正客观的吗？这就值得我们思考了。

　　当我们大脑的硬件有致命缺陷时，我们所认识的逻辑和客观事实又是什么呢？

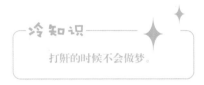

冷知识

打鼾的时候不会做梦。

为什么人要做梦呢

● **理论一**：梦存在的意义和记忆相关。梦就是记忆的定期清理系统，定期删除一些不重要、无用的记忆。

● **理论二**：梦是创意的自然选择。

如果梦真的只是来自随机信号，那做梦岂不是一件很浪费精神的事情？为什么自然选择没有把这种现象淘汰掉呢？

针对这个问题，历史上有很多理论，虽然细节和名字大不相同，但它们主要分为两个比较靠谱的大方向。

一种理论认为，**梦存在的意义和记忆相关**。做梦是为了将一些在白天建立起来的无用、不想要的神经连接去掉。换句话说，梦就是记忆的定期清理系统，定期删除一些不重要、无用的记忆，把位置留给更重要的记忆。总结起来就是，我们做梦就是为了忘记它。这符合梦的五大特性之一：**醒来后很难记住梦的全部，尤其是细节**。做了梦反而不能记住它，就好像过了一遍就是为了删掉它一样。

还有一种理论是，**梦是创意的自然选择**。在现实生活中，我们经历自然选择，而在梦里，大脑产生的想法也是经历自然选择。梦是我们人类最具有创意的意识状态。它是混沌、随机的认知结合体，它产生了一种新的信息形式——创意。即使这些新想法绝大多数都是没什么意义的，但如果有那么几个是真正有用的，那么我们用来做梦的时间就不算浪费。

我个人觉得后者更有说服力。大多数梦都不是日常生活的简单回放。那样平淡的梦境只占到总数的 1% ~ 2% 。其余的时候，摆脱了束缚的思维和意象常常会形成新颖而富有创意的组合。借由梦境，大脑可以排除意识和理性的干扰，向我们展示将不同的概念连接在一起的全新方法。

小结一下，从神经科学的角度看，**梦的本质是脑干所产生的随机神经信号**。空闲的视觉皮质在接收到这些随机信号后，也不管这些信号从何而来，就把它们当成普通的视觉信号来处理，进而产生了无意义的图像。而无意识的大脑就像是《故事会》的主编一样，在睡梦中也会把随机产生的这些图像连接起来，编织成一个个精彩的故事。

梦是我们人类最具有创意性的意识状态。在大多数情况下，梦充满了创意和想象，是大脑没有意识束缚下的狂想曲。为了能够在自然中更好地生存下去，人类踏上了发展理性、强调自控和规则的路线。与此同时，大脑也为疯狂的想法留下了生存空间，那就是我们的梦境。

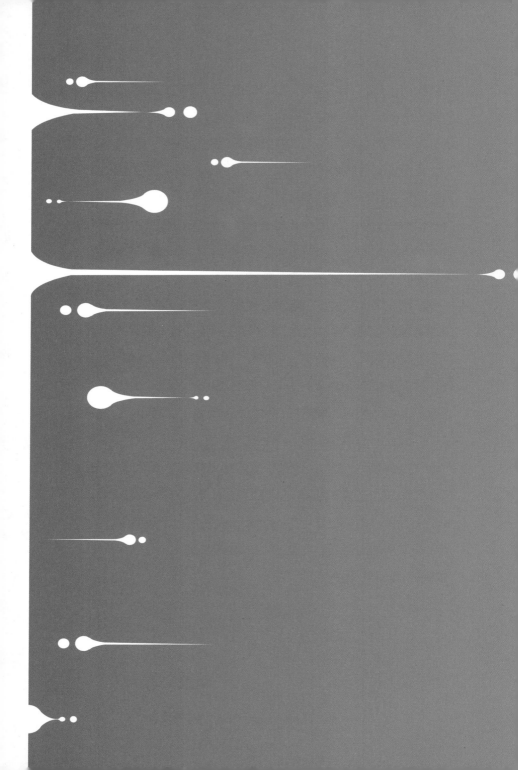

第**3**章

大脑里的
“爱情”行为

本章梗概

有个说法是："爱情不过是一种化学反应。"那你有没有想过，这到底是怎样的一种化学反应呢？大脑如何制造出爱情这样美丽的事物？

这短短的一章无法为爱情这样宏大且浪漫的话题留下任何注解，但希望它能让你从一个新的角度观察人与人、脑与脑之间的互动。

你能在脑海里浮现出初恋的模样吗

- 不能在脑海中可视化意象的症状叫作幻像可视缺失症。

- 2%的人可能有幻像可视缺失症。

　　闭上眼回想一下初恋长什么样子。在你的想象中，那个"影像"清晰吗？大多数人会觉得，这有什么难的，我甚至还可以回忆起小学时每个同班同学的样子呢！

　　其实在我们之中，真的有人做不到这点。而且调查显示，50个人里可能就有一个人没办法做到这一点。

　　有人将这个"在脑海中看得见"的能力翻译为"心眼"（Mind's eye）。那么缺失"心眼"的人无法在脑海中可视化意象。这个症状被称为Aphantasia，现在还没有看到官方准确的中文翻译，我们姑且将它翻译为**"幻像可视缺失症"**。

　　关于这个症状的研究报告首次刊登在2015年6月的学术期刊《大脑皮层》上面[①]。2005年，一名65岁的退休建筑工头M.X.专程去英国埃克斯特大学医学院找到了神经科学家亚

———————————

① Zeman, A., Dewar, M., Della Sala, S.（2015）. Lives without imagery-Congenital aphantasia. Cortex.

大脑是个1500克的宇宙

当·泽曼（Adam Zeman）。他告诉泽曼，在一个小的外科手术之后，他惊觉自己无法再在脑海里呈现影像了。

在此之前，没有任何书面资料记录相似的症状（就算到现在，维基百科里也还没有这个疾病的信息）。随后，M.X.接受了一系列记忆力和视觉检查。首先，他的记忆力并没有问题，而且和同龄人相比，他算是记忆力好的，他的问题解决能力也很强。其次，当要求M.X.识别名人的脸（很标准的视觉测试）时，他的大脑活跃部位和常人相同；但当给M.X.名人的名字，然后让他回忆这个名人的长相时，相应区域却并没有被激活。更有趣的是，M.X.却能够回答一些我们本以为会需要该能力的问题，譬如英国前首相布莱尔的眼睛颜色，他住的房间里有多少扇窗户。"这很奇怪也很难解释，我在脑海里想象不出来我的房间的样子，即使早上我才从房间里出来。"M.X.说，"但我就是知道事实，我知道窗户在哪里。"

自从2010年以来，在媒体的帮助下，神经科学家们联系到了20多名有相同症状的人。但最大的区别是，这20多名患者都是天生就有这种症状，而M.X.是因为手术失去这种能力的。先不说这种疾病到底是否会对患者有影响，或对我们进一步了解视觉、记忆、想象以及规划未来有多大的帮助，最不可思议的地方是（至少对我来说），我们居然才知道有这样的症状，而且它压根不算多么稀有（2%）。想想都不可思议，神经科学讨论"心智成像"多少年了，我之前在很多专栏里也常提到这个东西，我们一直都直接假设它为"每个人出生都有的能力"。而有这种能力的大多数人也压根不会意识到这种能力有多特别。要不是因为 M.X.，这个症状根本就不会引起我们的注意。

这里不得不提到"脑海里的声音"，专业一点讲就是内心的演讲（Inner speech）。当我们思考的时候，就像自己在和自己陈述或者讨论，这和我们说到的在脑海里呈现视觉影像有异曲同工之妙。那么会不会有人在思考时没有那个声音呢？那他们的"思考"是如何呈现的？

其中一位来自加拿大的 25 岁志愿者说，他在 4 年前和女朋友聊天时发现自己的症状。他当时对女朋友记得某个人一年前的穿着感到很惊讶。他女友说："可以在脑海里浮现那个人穿着什么衣服的影像啊！"他说："我没理解她在说什么。"后来他发现认识的人都能够在脑海里呈现影像，就被这酷炫的"脑内投影仪"深深震撼到了。这种别人都有就他没有的能力让他感到非常难受。自从他的母亲去世后，他母亲的脸孔对他来说几乎不可能追忆。虽然他记住了他们一起做的事情，但是从未有图像。在他母亲去世七年后的今天，他几乎已经记不得她的样子，得靠照片来巩固记忆。而他母亲的样子还存在于其他人的脑海里。

心痛有多疼？和被热咖啡泼到差不多吗

- 被拒绝、被孤立或失去珍惜之物都会导致与物理疼痛相似又不同的"社会心理疼痛"。
- 物理和精神疼痛会激活相似的大脑区域，但并不完全一样。

小时候，大人老是说，小孩子家家懂什么叫心痛。说实话，我觉得事实正相反，人越长大，越坚强，也越能够控制好自己的情绪，反而不会觉得那么痛。一直以来，大家都对心理的疼痛（Emotional pain）重视得太少了。即使岁月流逝，我们在不经意间还是能够将深埋在记忆中的疼痛唤起，有人甚至会用物理疼痛来转移心痛。更为普遍却讽刺的是，人们对有物理疼痛的患者更加同情。我们应该意识到一点：**心痛比身体的物理疼痛更加糟糕，更难止痛。**

早在2003年，加州大学洛杉矶分校做了一个非常有名的关于"拒绝"的功能性磁共振实验[1]，并在《科学》上发表。截

---

[1] Eisenberger, N.I., Lieberman, M.D., Williams, K.D. (2003). Does Rejection Hurt? An fMRI Study of Social Exclusion. Science, 302: 290–292.

至 2023 年 3 月，这篇论文已经被引用了 5469 次。"排挤他人"真的会让人受到伤害吗？这类社会排斥所导致的心理疼痛与物理疼痛是相似的吗？研究人员让受试者在进行功能性磁共振扫描时，做虚拟的多人抛接球游戏（就是多个人围成一个圈，然后相互抛球并接住）。玩了一会儿后，逐渐不再给受试者递球，换言之，让其他的虚拟玩家将受试者排斥在圈子之外。与物理疼痛的多个研究结果相比较，这个实验的结果显示：与"一直没有被排斥"的状态相比，被排斥的时候，大脑的前扣带回皮质（ACC，Anterior cingulate cortex，下面图中蓝色区域）更加活跃，强度与自我评价的心理不适感成正相关。与此同时，同样在被排斥的状态下，大脑的右脑前额下腹更加活跃，并且强度与自我评价的心理不适感成负相关。

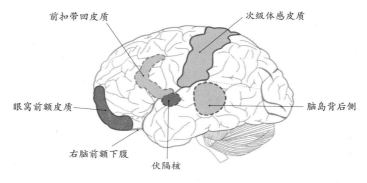

◆　不同研究发现负责心理疼痛的大脑区域不同

注：图为从左侧观察大脑的示意图。因为平面图无法准确地展示这些区域到底位于大脑的表面还是内部。为了大致区分这些区域的深度，用实线勾出的大脑区域位于大脑的外侧，而虚线勾出的区域则位于大脑内部。

大脑是个 1500 克的宇宙

这篇论文给研究"社会心理疼痛"提供了理论基础，**被拒绝、被孤立或失去珍惜之物都会导致与物理疼痛相似，但又不同的"社会心理疼痛"。**

2003年的"社会心理疼痛"研究认为这种"疼痛"与蓝色区域所示的前扣带回皮质以及右脑的脑前额下腹有关。而在2011年关于失恋的研究中，研究人员发现失恋和烫伤时的疼痛有着相同的区域（上页图浅粉色区域），它们同时激活了欲望和成瘾的区域（上页图棕色区域）。

2011年，另一个研究团队发现，在受试者被热咖啡烫到或看见刚刚分手的前任的照片时，核磁共振显示在受到物理疼痛时的大脑激活区域和受到精神疼痛时的大脑激活区域是一样的。而且在经历精神疼痛时，大脑负责欲望和成瘾的奖赏系统的相关区域也会被激活。

这些发现似乎都指向一个结论，那就是无论是精神创伤还是物理创伤，疼痛对于大脑而言是一样的。对于研究精神创伤的科学家来说，这个认识给治疗精神创伤的患者提供了新思路：可以直接给正在经历精神疼痛的患者吃传统的止痛剂，如在英国药店能买到的扑热息痛（Paracetamol）类的药品。这是一种感冒、发烧、痛经时都可以吃的"万能药"。

但2014年的研究又推翻了这个结论。虽然从大范围看，物理和精神疼痛会激活相似的大脑区域，但通过使用新的分析工具，就可以发现从细节来看两者大不相同。研究人员认为，精神疼痛可能和悲伤或抑郁更加相似，而非物理疼痛。这个发现不仅推翻了之前的结论，也将精神疼痛的治疗指向了新方向——停止给失恋的人吃普通的止痛药！

你注意到你的听觉超能力了吗

● 在嘈杂的环境中注意听其中一个声音的能力叫作鸡尾酒会效应。

想象一下，我们俩坐在咖啡厅里聊天，窗外哗啦啦地下着雨，隔壁桌两位刚刚购物归来的妹子在激动地讨论"战利品"，不远处的咖啡师正在用蒸汽加热牛奶，头顶还放着不算太好听的纯音乐，突然某个人的手机响了，传出不自然且尖锐的铃声……

在如此嘈杂的环境下，你还能够听清我的声音，不是因为我的声音比背景音大或声音的性质完全不同，而是因为你的大脑将听觉注意力放在了我的声音上，并进行了过滤。在多种声音混杂的环境中，注意倾听某一种声音，这在听觉神经科学中是非常重要的一种能力，叫作鸡尾酒会效应（Cocktail party effect）。

为什么这种能力很重要？如果人类的听觉系统没有这种能力，我们就无法区分不同的声音，更不可能听得懂语言和音乐了。但即使它很重要，那又怎样呢？视觉不是也能够区分不同的物体吗？

现在，请想象你正站在一个平静的湖边，你的左右两边正好挖了两个小水渠，湖水流入水渠之中。微风吹起落花，在两个水渠中一边各掉落了一片花瓣，一切都很宁静，湖水静得像面镜子，水渠中的花瓣也只是静静地浮在水面上。这时，不远处有人往湖中掷入石子，打破了湖面的宁静，一圈圈波纹散开，也传播到水渠之中，花瓣随波时起时伏。这时，我们试着通过观察比较两边花瓣的起伏，了解水波的大小和方向。

想想就觉得这不可能办到吧？但实际上，你的听觉就能做到：掷入湖中的石子等同于现实中制造声音的物体，水波正如声波，而你脚边左右的水渠是耳朵的耳道，水渠中的花瓣是你的耳膜，你所站的位置、所做的观察和分析，就是你的大脑随时都在做的声音分析。

而且这种机制不仅精确，还非常迅速，最直接的例子就是语言。在与人交谈的时候，你不仅能够理解声音组合的意义（比如"苹果"这个词由一个小女孩发出的音和由一个中年男子发出的音实际上是完全不一样的，但你能够立马明白他们俩说的是一个东西，并联想到苹果的样子），而且在语速加快、背景嘈杂的情况下也能够理解得非常精准。

那为什么需要知道它是怎么工作的呢？因为这个机制所完成的任务对于现阶段人类创造的人工智能来说是难以完成的。对人类听觉多一些了解，就有可能对耳机的设计、虚拟现实、语音识别有进一步的帮助。譬如 iPhone 的 Siri，只要背景稍微嘈杂一点或发音稍不标准，Siri 就听不清楚你在讲什么。相比之下，人对声音的分析能力比它强太多了。如果 Siri 能学习一下人脑，将会有很大的进步。因为 Siri 现在压根就听不懂我们在说什么，它只是简单地把声音信号变成文字，然后把准备好的答案告诉你。

所以说，双耳之间正在发生令人惊叹的事情，正因如此，神经科学才如此令人着迷。

冷知识

听到一个笑话然后觉得好笑，其实是一个很复杂的认知功能。明白笑话最关键的时刻，是你突然明白笑点时那个"顿悟"，到现在我们都不太了解它到底是怎么发生的。

人为什么会喜欢听八卦

- 听八卦消息是一种策略，让我们通过消费他人提高自己的声誉和受注意程度。
- 从进化的角度来看，八卦消息在群体中起着社会控制的作用。
- 我们是一群爱管闲事的人的后代。

平时我们随处可见明星处对象、结婚、离婚的新闻，总能看到各种综艺造的笑点。每天的热点话题即使与我毫无关系，但还是忍不住想听一听。在很长时间里，我坚信，听八卦消息是人性的一个缺点。**为什么即使知道与己无关，我们还想去围观？**为什么明明知道它极其有杀伤力，但在亲友、同事、偶像的隐私被窥视时，我们还是控制不住自己想去知道，甚至添油加醋，让故事更加多姿多彩？

从最根本上来说，**听八卦消息是一种策略，让我们通过消费他人提高自己的声誉和受注意程度**[①]。那听八卦消息的冲动

---

① McAndrew FT, Bell EK, Garcia CM.（2007）. Who Do We Tell and Whom Do We Tell On? Gossip as a Strategy for Status Enhancement1. Applied Social Psychology, 37: 1562–1577.

到底是从何而来的？

总结起来，听八卦消息有四个主要动力[1]：

（1）交换最新信息。

（2）与一起分享八卦消息的人建立关系。

（3）单纯的娱乐。

（4）学习当下的周边文化。

从心理学和社会学角度来看，听八卦消息能够帮助个体更快融入新的社会环境。从进化的角度来看，**八卦消息在群体中起着社会控制的作用**。因为八卦消息还能非常有效地提醒成员其所在群体的价值和规则，这样可以有效抑制（行为）异类的出现，并且它还是一种惩罚违反规则之人的刑具。甚至还可以说，八卦消息可能是我们进行各种各样的社交行为的根源。很多社交行为都是为了保护自己不受"违反群体规则的人"伤害进化而来的（譬如在恋爱中移情别恋、伤害朋友）。

简而言之，八卦消息如同鲇鱼在沙丁鱼群中挤来挤去，虽然有时候让我们不舒服，却维持了整个群体的完整性。

有进化心理学家认为，我们对别人生活的这种热切关注是

---

[1] Peng X, Li Y, Wang P, Mo L, Chen Q.（2015）. The ugly truth: negative gossip about celebrities and positive gossip about self entertain people in different ways. Social Neuroscience, 10: 320–336.

大脑进化的一个副产品。早期人类以小群体为单位在自然中生存，因为群体里人数少，一辈子也遇不到多少个其他群体，为了对抗外敌、在艰苦的自然中生存，群体之内必须相互了解、团结起来。同时，群内的成员也是最主要的竞争对手，特别是在找对象和吃东西这两件人生大事上。

除了共同抵御外敌，我们聪明的祖先会把剩下的时间用来思考一系列社会问题：谁是值得信任的，谁又有不正当行为，谁最适合和自己结婚，如何在同盟、朋友和家庭中平衡利弊等。在这样一个群体中，最会理解、预测甚至影响别人行为的人，定然会比其他人更加成功，他们能拥有最好的食物资源，能找到更好的配偶，并成功将这种基因传承下去。

而对"害怕别人说自己闲话"的恐惧，也会时刻提醒群内成员实时自检。哈佛大学生物学家罗伯特·特里弗斯（Robert Trivers）就曾在"个人对群体的无私奉献"这一行为上讨论了"如何识别不愿意为群体做贡献或只做很少贡献的人"对于群体成长的重要性。而八卦消息可以实实在在地鞭策这样的人，使得更多成员愿意为群体无私奉献。

说到底，我们都是一群爱管闲事的人的后代。

那么到现代社会，我们对名人的八卦消息为什么还如此热衷呢？比利时心理学家夏洛特·德·贝克（Charlotte de Backer）将八卦消息分为两种，**"名誉八卦消息"**和**"策略学习八卦消**

息"。有时候我们会对我们共同认识的某个人的八卦消息感兴趣，这叫作"名誉八卦消息"，因为作为社会动物的我们天生需要采集每个周边的人的名誉信息。而有些时候，我们也会对"某个朋友的朋友"或"某个远房亲戚的隔壁邻居"这样我们并不认识的人，甚至永远不会认识的人的故事产生强烈兴趣。这种八卦消息往往剧情跌宕起伏，伴随着生与死、爱与自由、权力和财富等种种大起大落。这类八卦消息有些时候传递了一些选择策略，学到后可以应用到自己的人生中，能够警示自己或让自己走上人生巅峰。比如，明星离婚或出轨的新闻就属于两种类型的八卦消息都占了：在名誉上，大家都认识的人因此上升了一个台阶或身败名裂；而在策略学习上，这些故事给很多人上了一课。

　　但明星是20世纪大众媒体之后才出现的，而我们的祖先主要应该关心的不是邻居家的故事吗？人类学家杰罗姆·巴尔科（Jerome Barkow）指出，在社交八卦消息上，我们并不会区分那些实实在在影响我们每日生活的人和那些在杂志和电视屏幕上出现的人。特别是现在，我们每天知道的关于公众名人的消息可能比邻居的消息更多。而且很多人都认识这些人——这样这些人就起着非常重要的社交功能了——无论你是我的新邻居还是新同事，这些明星就是所有人共有的"朋友"。讨论明星可以帮助我们更快地与他人进行社交。从这个角度来看，八卦消息可能还算是一种举足轻重的社交工具。仔细想来，我在高中和大学时都不怎么合群，大概和我固执片面地认为"别人的私事＝八卦消息＝人性的缺点"有关。

那面对八卦消息时，大脑里发生了什么？首先，八卦消息也要分情况而论：八卦消息可以分"好话"和"坏话"；其次，八卦消息的中心可以分为"自己""附近的亲友"或"遥远的名人"。2015年，利用大脑磁共振成像，科学家发现[1]：八卦消息的主角无论是自己还是别人，我们大脑的前额皮层都是主要的激活区域。但相比于听到关于别人的八卦消息，我们听到与自己相关的八卦消息时，无论内容的好坏，这个区域的活跃程度更强，范围更广。换句话说，有更多的大脑区域活跃起来。这倒完全不令人惊讶，早在2002年，就有研究发现，前额皮层与"自己"这个概念相关；一条信息和"自己"越有关，这个区域的神经就越活跃。而当我们听到关于名人的负面新闻时，大脑右侧的尾状核（Caudate nucleus）会有更强烈的反应。这个区域有什么功能呢？作为奖励系统的重要区域，这个区域长久以来都被认为和愉悦感有关。譬如吃到好吃的东西，我们会有幸福

---

① Peng X, Li Y, Wang P, Mo L, Chen Q.（2015）. The ugly truth: negative gossip about celebrities and positive gossip about self entertain people in different ways. Social Neuroscience. 10: 320–336.

的满足感；有烟瘾的人在抽烟时，大脑的这个区域就会负责将抽烟这个行为和愉悦感联系起来。这说明当我们听到名人的负面新闻时，大脑的确产生了一定的愉悦感，即使我们可能不愿意承认。但这种愉悦感和幸灾乐祸可能还不一样，因为在这个研究中，被扫描的人所听到的主要是某某人撒谎了或出轨了这样的负面新闻，而非关于名人作为受害人的负面消息。

　　不知在了解这些之后，想听八卦消息却又很矛盾的小伙伴会不会感觉好一些？当然，这一切都应该建立在不伤害他人、适可而止的基础之上。如果不确定说什么、什么时候说合适，那最好还是把嘴巴闭上。

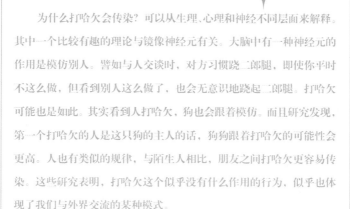

冷知识

　　为什么打哈欠会传染？可以从生理、心理和神经不同层面来解释。其中一个比较有趣的理论与镜像神经元有关。大脑中有一种神经元的作用是模仿别人。譬如与人交谈时，对方习惯跷二郎腿，即使你平时不这么做，但看到别人这么做了，也会无意识地跷起二郎腿。打哈欠可能也是如此。其实看到人打哈欠，狗也会跟着模仿。而且研究发现，第一个打哈欠的人是这只狗的主人的话，狗狗跟着打哈欠的可能性会更高。人也有类似的规律，与陌生人相比，朋友之间打哈欠更容易传染。这些研究表明，打哈欠这个似乎没有什么作用的行为，似乎也体现了我们与外界交流的某种模式。

相亲时的"看对眼"到底是怎么回事

● 大脑的旁扣带回皮质与是否有好感相关。

每次与闺密聚会，她们都会私下跟我嘀咕相亲时遇到的怪人。我就疑惑这些朋友个个都是才貌双全、家境优越，难道三姑六姨找的相亲对象的质量不行吗？她们一摆手说，不是条件的问题，是总没法"看对眼"。

我估摸着这相亲时的"看对眼"基本上和"一见钟情"差不多，或者至少说要一看就有好感。那大脑里有没有区域负责决定对这个人有没有好感呢？有的。

2013年，来自爱尔兰都柏林圣三一大学的研究人员做了个快速看脸配对的实验[1]。参与者包括78名女性和73名男性，他们全部都是单身的异性恋。与那些标准的大型相亲大会一样，参与者会很快速地轮流与不同异性面谈5分钟，然后在活

---

① Cooper, J.C., Dunne, S., Furey, T., O'Doherty, J.P.（2012）. Dorsomedial prefrontal cortex mediates rapid evaluations predicting the outcome of romantic interactions. J. Neurosci. 32: 15647–15656.

动结束后，每人填表反馈对谁有好感并想继续保持联系。

但与普通的相亲大会不同的是，在大会开始之前，研究人员给其中39名参与者看了他们将会在相亲大会上遇见的所有异性的照片，并用功能性磁共振成像记录下他们的大脑活动。参与者每看到一张照片，都会有几秒钟的时间给这名异性打分，分数从1到4分，代表着想与照片里的这名异性一起约会的程度。科学家也记录了这些参与者对每名异性第一印象的描述，譬如评价这名异性的长相如何、认为他/她应该是个怎样的人等。

接下来的几天，他们依次见了在照片里看到的异性，有63%"通过看照片就想约会"的人在面对面聊了5分钟后，还想继续与对方保持联系。有趣的是，整个实验结束后，真的有近20%的参与者与当时选择的人开始谈恋爱，换句话说，大概有七八对成功了。研究人员戏说以后可以举行一次联合婚礼。

通过分析参与者的脑成像，研究人员发现前额皮质（Prefrontal cortex，PFC）的旁扣带回皮质（Paracingulate cortex，PCC）似乎与决定是否有好感有关。另外，无论你喜欢哪种类型，当看到一个人人普遍都觉得很性感的脸时，你的腹内侧前额皮质（Ventromedial prefrontal cortex）也会变得活跃。

这个发现并不令人意外，一直以来，我们都知道前额皮质在性格和决策上起着重要的作用，而旁扣带回皮质也和人类的社交功能有很大的关系①。譬如让志愿者在以下三种实验情况下坐在电脑前玩"石头剪刀布"的游戏。第一种情况，告诉志愿者电脑的另一头是一个真人，电脑只是传递信息的媒介。第二种情况，告诉志愿者他们是和电脑玩，电脑已经提前制定好了原则和策略，换句话说，电脑出剪刀、石头、布，就像人一样有一定规律。第三种情况，告诉志愿者他们是和电脑玩，而且电脑所出的是完全随机的。

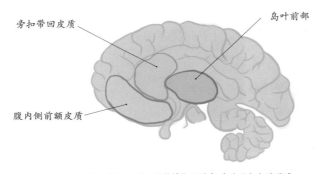

◆　已知和"一见钟情"可能相关的两大大脑区域

注：腹内侧前额皮质和旁扣带回皮质。前者对性感的脸特别敏感，后者与好感度
　　有关。这是大脑的内观图，把左右大脑分开，从左边看右脑的横截面的视角。

---

① Walter, H., Adenzato, M., Ciaramidaro, A., Enrici, I., Pia, L., Bara, B.G.（2004）. Understanding Intentions in Social Interaction: The Role of the Anterior Paracingulate Cortex. Cognitive Neuroscience, 16: 1854–1863.

实际上在这三种情况中，志愿者一直都在和电脑玩，根本没有真人。在这样的决策游戏中，旁扣带回皮质只有在第一种情况下会被明显地激活。换句话说，旁扣带回皮质在与人交流互动时起着重要作用。

但请不要夸大这个发现。这并不是说刺激旁扣带回皮质就会让一个人无缘无故地对另一个人产生好感。在《哈利·波特》的魔法世界里，技艺高超的药剂师虽然可以创造出迷情剂，诱发强烈的爱慕情感，但是无法创造出真正牢不可破、无条件、可以称为"爱情"的情感。

冷知识

　　"傻白甜"的人为什么招人喜欢？因为相比于不犯错的人，人们更喜欢犯错多的人。这在心理学上叫"出丑效应"（Pratfall effect）。

为什么亲吻会令人开心

- 亲吻会引起大脑中多巴胺和内啡肽的升高，进而让人感到愉悦。

亲吻（Kiss）的学名叫Philematology，古希腊语意思是"尘世的爱"。亲爱的，你过来，让我给你个尘世的爱。

一次强力的亲吻，需要你活动34块脸部肌肉。在亲吻的过程中，你会与对方交换一千万到十亿个细菌。说到这里，我补充一下，我每次看到《睡美人》时都在想，她肯定是缺少某种细菌才昏睡的，所以无论谁亲她一口，她都会醒来，根本不在乎对方是不是王子。

亲吻会引起大脑中多巴胺和内啡肽的升高，这两种化学物质能让人感到愉悦。

"多巴胺"大概是当下最有名的神经科学名词，很多人都可能会说，多巴胺就是快乐。多巴胺越多，快乐越多。这种说法其实是不严谨的。多巴胺确实能够间接地带来愉悦感和满足感。更准确的说法是，多巴胺控制了我们大脑里的奖励系统，让人能够为了获得奖励而有目的地努力。我已经在"到底是什么让人上瘾"中解释了奖励系统。简单来说，奖励是一种事物的特性，并拥有三个关键的组成部分：它能带来愉悦感，能够

大脑是个 1500 克的宇宙

让人为了得到满足而行动，并且进一步强化这个行动。愉悦感为奖励提供了一个定义，使奖励能够让人产生渴望并采取行动。渴望是决定一件事物成为奖励的决定因素。但渴望并不等于你一定会快乐，最好的例子是毒品上瘾。人之所以会上瘾就是因为大脑里的多巴胺系统出现了问题。瘾君子会极为渴望毒品，但他们并不是真的喜欢毒品。吸食毒品的瞬间会让他们的渴望得到满足，但毒品并没有让他们快乐。而且随着吸食毒品的频率提高，毒品带来的满足感也会越来越少。但是，我也不是要否认多巴胺和快乐的关系，多巴胺肯定是参与了产生愉悦感的过程，但简单地说多巴胺就是快乐物质有些过于片面。

　　要说什么是快乐物质，我觉得内啡肽（Endorphin）可能才是。内啡肽是一种大脑自产自销的止疼药。又叫脑内吗啡，从这个别称就能看出它的功能了。吗啡（Morphine）是一种从罂粟花里提炼出来的鸦片类止痛剂。所谓的脑内吗啡其实指大脑自产的类似于吗啡的物质。内啡肽是如何止痛的呢？它可以直接抑制疼痛信号在大脑中的传递。当身体感到疼痛时，大脑的脑下垂体就会分泌内啡肽，内啡肽一部分进入身体，一部分进入大脑，双管齐下抑制疼痛感知。当你没有受伤或疼痛感并不是很强烈时，大脑中升高的内啡肽会让你感受到一种爽的愉悦感。吃辣带来的爽就和内啡肽有关。做了大量运动后，人虽然疲惫，但会有种爽快的感觉，这也和内啡肽的升高有关。相比于吃辣和运动，亲吻就是增加内啡肽分泌的好办法。亲吻既不会变胖，也不会太累，非常划算。

1996年，有研究说巧克力里有成分能够增加女性大脑里的内啡肽，进而使人感到快乐。那个研究让很多食品公司非常欣喜。大概从那时起，巧克力广告总和女性、爱情联系起来，我们也总在情人节期待吃到巧克力。但其实巧克力的成分——无论是哪一种都被消化系统消灭了，根本进不到大脑里。其实，无论吃巧克力还是其他的糖，只要是令你快乐的食物，都会让你产生内啡肽。

没人亲吻也不要感到忧伤，在楼下小卖部买盒糖给自己吃不好吗？谁还在意是不是为了爱情。

亲吻时为什么要歪头

- 可能是因为动作偏向。
- 这种动作偏向可能是大脑天生的不对称性导致的，也可能是婴幼儿时期遗留下来的习惯。

我在看连续剧的时候，突然产生了一个疑问：为什么亲吻时人会下意识地歪头呢？为什么男主人公知道女主人公也会和他歪向同一个方向呢？要是一不小心一人歪向一边，岂不是就撞上了吗？这也太尴尬了。一想到这个问题我就愁得不行，剧也看不下去了，赶忙去搜论文。

没想到真的有人研究了这个问题！而且还在2003年《自然》杂志上发表了论文。果然，思考这个问题的不止我一人。

2003年，奥努尔·冈特昆（Onur Gunturkun）在3个不同国家的公众场合观察了124对接吻的情侣（这是什么行为），并发现65%的情侣会下意识都将头一起向右倾，而只有35%的情侣会向左倾。也就是说，亲吻也分左右。问题来了，**这个偏向到底从何而来，是因为大脑的不对称性导致的动作偏向（Action bias）吗？**

什么是大脑的不对称性呢？专业点讲，它叫大脑侧化（Brain lateralisation）。这个词听起来可能很别扭，但很多人应该都听说过"左脑理性，右脑感性"这种说法。其实大脑侧化在本质上跟这种说法很类似，但我们人类并不分为左脑人或右脑人，这种说法是科普不到位产生的后果。大脑侧化的确可以用来解释人们在亲吻时为什么多数会向右倾。负责感性情绪的右脑在亲吻之前应该是很活跃的。1999年，研究人员在另一个有创意的实验中发现，当情感丰富时，人更倾向于将左脸颊露出来；而当冷漠无情时，人们则习惯露右脸。

那亲吻时歪头会不会和露脸一样与情绪有很大的联系呢？为了证明这一点，冈特昆证明了在科学家的世界里"没有最变态，只有更变态"这条真理：他居然让实验者不带感情地去亲与人一样大的玩偶。结果显示，无论是亲人偶还是亲真人，实验者的头往右歪的比例是一样的。也就是说，亲吻时歪头和情绪没有关系。

当然，神奇的科学家们在追逐真理的路上永不会停止。

另一个可能的解释是亲吻时头向右侧歪是婴幼儿时期遗留下来的习惯。在妊娠的最后几周以及婴儿出生的最初一段时间里，大多数人类都会倾向于将头向右偏（躺下时不可能永远朝上嘛！肯定有时要偏着头）。而这个习惯貌似与是右撇子还是左撇子相关。但右撇子在人群中占了将近89%的比例，比亲吻时往右歪的65%比例高很多，所以亲吻时歪头的偏向肯定不是只与惯用手有关。

记着刚才那句话了吗？"没有最变态，只有更变态。"在2009年的实验中，冈特昆又让参与者去亲玩偶，同时记录下他们在亲玩偶时的惯用手、惯用脚以及眼球转动情况。他发现，与左倾亲吻相比，习惯右倾亲吻的人更多是惯用右手、右脚的。所以他的结论是：亲吻不仅和手有关系，还跟脚有关系。

如果你以为他们就此满足了，那你就太天真了。一大拨"没事干"的科学家激动地思考，要是一个习惯亲吻时右倾的人碰上了习惯左倾的人怎么办？这可比星座、血型配对更残酷！2011年，两个科学家又组织了亲吻玩偶的活动。结果显示，习惯右倾亲吻的人，就算玩偶把头朝向左边，他/她还要固执地右倾亲吻。由于右倾亲吻的人更死脑筋，所以当一个左倾亲吻的人碰上习惯右倾亲吻的人时，左倾亲吻的人就会妥协。

以后告白前记得问一句："你是习惯右倾亲吻还是左倾亲吻？"要是不一致再问一句："你愿意跟我亲的方向一致吗？"你敢答不敢答！

大脑中的性行为

- 性欲是由激素分泌而产生的。
- 杏仁核是大脑系统中产生情绪的一个关键区域。

有一种观点认为"大脑是最大的性器官"，这听起来非常搞笑，但仔细想想，真的不能再正确了。

从一个旁观者的角度来看，性爱过程本身就很奇怪。这是个需要消耗大量能量，且使参与者处于极为亢奋也极为脆弱的状态。为什么人的繁殖过程需要搞得这么复杂？为什么人能够通过这样的心理和（或）生理活动获得巨大的快感？这些问题的答案定然不只在两性的生殖器官上。毕竟女性的生殖器官是一个复杂的育婴袋，而男性的生殖器官比较简陋，说到底就是一个液体发射器。

而从第一视角观察性爱过程更为奇怪。在做爱的过程中，人的感官信息非常"不正常"，某些感官，如触觉、听觉和嗅觉似乎被赋予了短时间的增益，变得极为敏感。人的决策系统在性爱过程中也像完全下班了一样。

再从时间轴来看，人的性行为也极为复杂。其中最受关注的，大概是性欲的萌发和性高潮的产生。这两者的差别非常大，简单来说，性欲是一种行为冲动，而性高潮是自主神经系统下的生理现象。换句话说，前者是由意志支配的，而后者是不受意志支配的。这些现象都是如何产生的，如何被大脑控制，又如何互相影响，这些都是有趣的话题。

这些问题的核心其实在神经系统里。而大脑毫无疑问是最大的"性器官"了。

这里简单聊聊性的科学史。

很早就有人秘密地开始对性的科学研究。但真正拿到台面上来讨论，并受到主流的正视和推动，大概还是弗洛伊德的功劳。他在性心理研究上的代表作《性学三论》于1905年出版，距今已经一百多年了。他常通过性心理分析心理现象或解释个别人的心理问题，比如恋母情结。虽然他的一些理论传播甚广，想必你也有所耳闻，但这些理论在现在的心理学和精神病学中禁不起推敲。虽然弗洛伊德非常希望能够发现性在大脑中实际、量化的来源，但并不成功。

与弗洛伊德生活在同一时期，另一位做性相关的研究的学者来自英国，名为玛丽·斯特普（Marie Stopes）。她在英国伦敦开了世界首家专为解决婚姻问题的咨询室。她通过给已婚夫妇提供一些实质性的建议，改善他们的婚后性生活，以此解决他们的婚姻问题。这虽然和现在的心理咨询相去甚远，但难得的是，她是首个正视性生活，并系统地以科学的方法研究它的学者。她著有《性爱手册》，这是当代第一本以科学角度直接讨论性生活的书籍。不过，大概和她的出发点相关，这本书的英文原名比较耐人寻味，为 *Married Love*，即《婚后的爱》。婚后的爱当然不只是性，性也不只是婚后才有的。与此同时，斯特普在这本书中还提到了如何避孕，这使得她成为当代第一个提出科学避孕的人。

再往后看，人们对性的研究就变得更为科学和系统了。估计看过美剧《性爱大师》的人都知道，对性的生理学研究的先驱是威廉·马斯特斯（William Masters）和其研究助理维吉尼亚·琼森（Virginia Johnson）。他们从 1957 年开始在华盛顿大学（圣路易斯）秘密地通过观察和科学测量研究人类的性行为。实际上，在他们两人之前，真正的性生理学家是阿尔弗雷德·金赛（Alfred Kinsey）。他在 1947 年就在印第安纳大学建立了实际上第一个关于性的生物学研究所，并做了最庞大、最有野心的关于性的大众调查。在 1956 年他去世之前，他与他的下属一共面谈并研究了 18000 名来自美国各地的人。直到今天，他留下的记录和笔记还在被大量科学家分析。

人类的性行为，在科学方面已经经过为了解决婚姻问题而存在的咨询室与精神分析和心理学的阶段，到更严谨、复杂的生理学阶段；也就是说，单单从咨询室到实验室，就花了一个世纪。

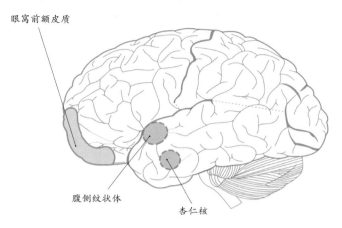

眼窝前额皮质

腹侧纹状体

杏仁核

◆ 性欲产生之地——杏仁核；产生愉悦感的区域——腹侧纹状体；

配偶选择——眼窝前额皮质

现在我们知道，性欲是由激素分泌而产生的。男性是睾酮（Testosterone），女性是雌激素（Oestrogen，注意这个单词有英美之分，美式英语是Estrogen）。2011年的研究发现，当男性想找人做爱时，其血液中睾酮的含量会增加大概7.8%，即使产生性欲的对象可能从个人主观喜好来讲，并不是自己喜欢的类型[①]。

① Meij, L. van der, Almela, M., Buunk, A.P., Fawcett, T.W., Salvador, A.（2012）. Men with elevated testosterone levels show more affiliative behaviours during interactions with women. Proc. R. Soc. B, 279: 202–208.

但男女区别并不止于此。有种病叫"性欲亢进"，简单地说就是随时随刻都想做爱。严肃点说就是色情版的强迫症，不做爱，就会觉得压力很大。脑成像研究发现，因为大脑损伤而患有此病的患者，在想做爱的时候，右半脑比同样想做爱的常人更活跃。而在正常健康的人群中，在性高潮时，男人右半脑的前额皮质也最为活跃[①]，这点在女性中的区别不大。

而性欲的产生实际发生在杏仁核。杏仁核是大脑系统中产生情绪的一个很关键的区域。脑成像显示，当看到性感的视觉信号时，男性杏仁核的活动明显比女性的强烈[②]。

与杏仁核相连的另一个区域叫腹侧纹状体（Ventral striatum），这两个小伙伴负责产生愉悦感。2003年的一项研究发现 [③]，男性射精时的大脑活动与吸食海洛因后狂喜时的大脑活动相似，这点和这两个负责愉悦感的大脑区域息息相关。而

① Tiihonen, J., Kuikka, J., Kupila, J., Partanen, K., Vainio, P., Airaksinen, J., Eronen, M., Hallikainen, T., Paanila, J., Kinnunen, I., Huttunen, J.（1994）. Increase in cerebral blood flow of right prefrontal cortex in man during orgasm. Neuroscience Letters, 170: 241–243.

② Hamann, S., Herman, R.A., Nolan, C.L., Wallen, K.（2004）. Men and women differ in amygdala response to visual sexual stimuli. Nat Neurosci. 7: 411–416.

③ Holstege, G., Georgiadis, J.R., Paans, A.M.J., Meiners, L.C., Graaf, F.H.C.E. van der, Reinders, A.A.T.S.（2003）. Brain Activation during Human Male Ejaculation. J. Neurosci. 23: 9185–9193.

在奖励机制中起着重要作用的眼窝前额皮质（Orbitofrontal cortex）被认为在配偶选择上起着很大的作用。这个区域有了损伤，会导致无法控制性欲，甚至出现性欲亢进、滥用毒品、沉迷赌博等情况。

与大多数人类认知功能和行为活动相比，神经科学家对性的研究和了解已经少到令人尴尬的地步。希望在接下来的几十年里，我们能对这个"日常行为"多一些清晰的了解。

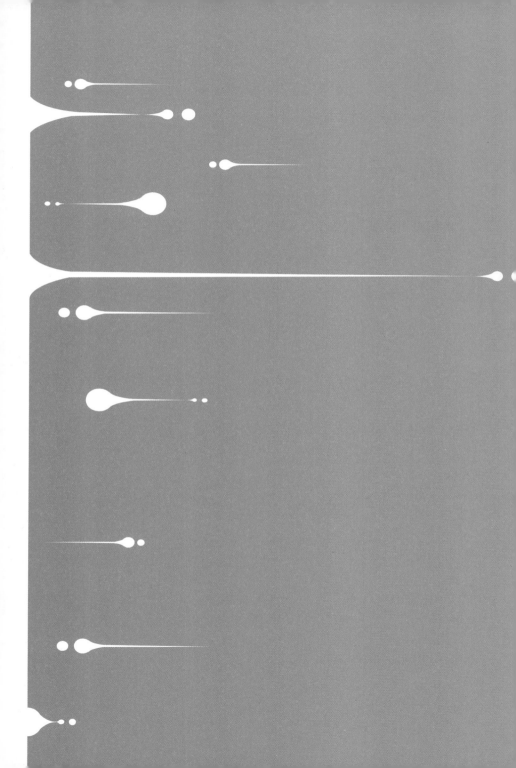

第 **4** 章

大脑里的

"感知"行为

本章梗概

如果说大脑是一座监狱，那么感知就是这座监狱的大门。如果你之前没有意识到，希望你很快能明白：我们能看到、听到、闻到、触到、尝到——这些看似毫不费力的感觉——是多么了不起的能力。人类的感觉系统是一个多么复杂、精致、巧妙的系统。

人类的进化，一路上充满了我们与自然环境、与其他物种的争夺和妥协；而对于神经系统中的各个功能而言，它们相互之间也在进行着无声无息的竞争。而我们现在的感觉，就是这场漫长竞争的产物。

人为什么要长两只眼睛

● 双眼视觉有两个优势：可以有更宽阔的视野，对视觉深度的感知更
加精准。

这个话题在学术上被称为双眼视觉（Binocular vision）。
有两只眼睛，至少有两个好处。

第一个好处是，**可以有更宽阔的视野，即使周边的信息不明确，也能够有一些警醒作用**。这对于常常被捕猎者设为目标的动物们来说异常重要，视野越宽广，越容易发现靠近的捕猎者。

第二个好处是，**对视觉深度的感知更加精准**。换句话说就是能让我们知道一个物体离我们眼睛的距离有多远。当我们看着一个物体时，因为两眼之间有一定距离，所以两眼所接收到的图像会有不同。这两幅图像发送至大脑后，大脑便会对它们进行分析，从而更加精准地判断眼睛与目标物体之间的距离。然而，这个优势只有在双眼距离较小，两眼接收到的图像有一定的重叠范围时才能发挥作用。当然，仅有一只眼睛也是能够估计这个距离的，只是不如两只眼睛估得轻松精确。这一个视觉优势对于捕猎者异常重要：在追逐猎物时，运动的物体与自身的距离对捕猎的成败起着至关重要的作用。

科普到这里，有人就该好奇：那为什么两只眼睛不离远一点？为什么有些动物的两只眼睛靠得近一些，而有些动物的两只眼睛分布在头的两侧？

正如之前所提，双眼的两个优势相互牵制：如果想要更宽阔的视野，双眼就得分得越开越好；如果想要对一个运动的物体快速地跟踪，就最好让双眼靠近一些，有更多的重叠范围。所以，常被捕猎的"弱势"动物们，如兔子、羊、鹿，它们的两只眼睛位于身体的两侧；而作为捕食者的鹰、狮子、老虎甚至蛇的双眼靠得就很近，且面向前方。对比的最佳例子就是鸽子和猫头鹰。即使在眼睛不动的状态下，鸽子也能看到300多度的视野，而猫头鹰只能看到不到120度的视野，且有近90度的视野为两眼视野的重叠区域。

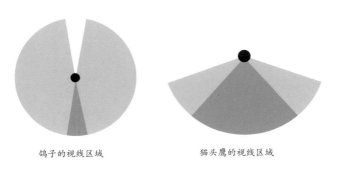

鸽子的视线区域　　　　　　　　猫头鹰的视线区域

◆　鸽子和猫头鹰的视野范围

注：鸽子有将近全景的视野，而猫头鹰仅有120度的视野。图中圆弧显示的是
　　视野，深色区域为双眼视觉，即双眼视野重叠部分；浅色区域是单眼视
　　觉，即只有一只眼能看到的范围。

第4章　●　大脑里的"感知"行为

像我们人类这样，在正常状态下双眼往前看的动物，两眼的运动保持一致。右眼往右看，左眼也按照相同的速度往右转动，使得视野范围向右平移。当然也有一些动物的两只眼睛能够分别自行运动，譬如擅长伪装的变色龙，但毕竟人家是靠环境吃饭的物种。

　　那为什么不能多长几只眼睛，甚至放一个在后脑勺呢？对于神经系统来说，眼睛是一个很昂贵的配件，眼珠、相连的神经纤维都非常精细，也占用相当的空间。更重要的是，分析视觉信息需要占据大脑很多的分析资源。

　　生存，就是一路的妥协。

闭上眼后，视野里出现的那些飘浮物是什么？

当光线充足仰望蓝天的时候，你可能偶尔会在视野中看到一些透明、蜘蛛丝一般的东西飘来飘去。这种情况在国内俗称为飞蚊症，而那些透明的飘浮物被称为玻璃体浮游物。

那它是怎么出现的呢？人的眼球中心由一种无色透明的胶状物体填充，叫玻璃体，起着支撑眼球并固定视网膜的作用。而这些蜘蛛丝般的飘浮物，实际上就是玻璃体里一些搅在一起的蛋白质所造成的阴影。当光线很亮时，光线穿过晶状体会被这些蛋白质挡住，在视网膜上造成阴影，进而让你看到轮廓清晰但中间透明的样子。这一坨一坨的蛋白质不是什么有害物体，实际上你时时刻刻都看得到它们，不过因为不明显，并且大脑习惯了，所以你一般不会意识到它们。其实眼内的血管也会挡住光线，但因为血管的位置是固定的，大脑习惯后，就会无视血管。眼内出血会导致红细胞进入玻璃体，也会导致飞蚊症，特别是当玻璃体将这些红细胞推向视网膜时，它们会呈烟雾状出现。

调查显示，70% 的人都有过飞蚊症，所以不用太过担心。在一般情况下，飞蚊症不会给生活带来什么困扰。但近视的人和老年人（特别是在白内障手术之后）特别容易出现更严重的飞蚊症。当飞蚊症非常严重时，可以通过将玻璃体吸出，替换为类似的胶体来治疗，但这种手术很容易有严重的后遗症，所以一般不会建议患者用手术治疗。

为什么后脑勺受到重击后人会失明

● 视神经或大脑的视觉皮质出现损伤，会导致失明。

"视而不见"指的是看见了也当作没看见，形容的是一种有意识的行为。这个成语的言下之意是：视与见在无意识的状态下是一体的；我视便见。拥有正常视力的人，会觉得看见是很简单的事情，就如照相机的原理一样。这完全是一种误解，让我来慢慢解释。

在故事的开头，必须说到物理学家牛顿。在躲避黑死病的日子里，牛顿在家里的卧室做实验，他发现白光是由红橙黄绿青蓝紫的颜色光线组成的。即对白色光的感知是由整个可见光的光谱形成的。当白色的自然光照到物体上时，物体会反射某种颜色的光线，这种光线进入人的眼睛，落到视网膜上。通过视网膜上的视锥细胞和视杆细胞，物理光线被转化为神经信号。视锥细胞负责调查光线的波长（对应光的颜色），视杆细胞则对明暗变化和运动较为敏感。而这只是视觉的开始而已。

你可以把整个流程当成一个快递公司的送货系统。光线所含有的信息是一个又一个的包裹，从外界的不同位置进入眼球。视网膜负责收集视觉信号，视锥细胞的工作就是分拣快递，然后按类别（即不同波长）打包。接着包裹被送入视神经。在此之后，有一小部分（约10%）包裹被送到中脑的上丘（Superior colliculus）去[1]。这被认为和眼球运动有很大的关系，也和一些反射行为，如当有强光时，人会下意识地举起手或转头来保护眼睛的动作有关。而剩下90%的包裹会沿着一条固定的路线走[2]，经过类似交叉路口的视交叉，到大脑里一个叫外侧膝状体（Lateral geniculate nucleus）的区域。这个区域相当于一个中转站，经过这个中转站后，又被送往配送中心，即大脑视觉皮质。这个超大的配送中心分很多层，每层又负责不同的任务。视觉皮质位于头的后脑勺。所以在保护眼睛的同时也要注意保护后脑勺。

到达视觉皮质后，包裹首先会进入初级视觉皮质。初级视觉皮质会先拆开包裹，到达大脑视觉皮质后查看每个物体原本来自哪里，然后将它们分门别类地送往下一层。下一层又会分析每个包裹是什么颜色的，再下一层又看这一堆包裹是什么形状、那一堆是什么花纹……这样一层层下去，就完成最基本的视觉信息的识别。在你的大脑画出看到的图像，然后根据图像中物体和背景的关系进一步分析哪里有阴影、物体之间的位置关系等。最后把分门别类后的视觉信号发送到大脑的不同区域，去做更复杂的任务，譬如阅读、识别人脸、看电视等。

---

① 学术上，这个路径叫作 Tectopulvinar 视觉通路。
② 学术上，这个路径叫作 Geniculostrate 视觉通路。

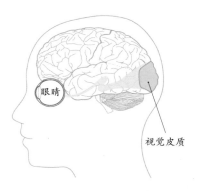

眼睛

视觉皮质

注：其实，眼睛只是视觉神经系统的一小部分，而负责处理视觉信号的是位于后脑勺的视觉皮质（Visual cortex）。连接眼睛和视觉皮层的路线请见正文。

　　这里我只是非常笼统且肤浅地描述了视觉信号是如何被看到的。研究这个问题的学科叫视觉神经科学（Visual neuroscience）。虽然哲学和神经科学常常有很多联系，但"视觉神经的工作原理是怎样的"这个问题可以单纯被当成神经科学问题看待。"大脑里的神经活动怎样引起视觉认知以及视觉认知的相关行为"是视觉神经科学研究的主要问题。

　　即使眼睛是正常健康的，但视神经或大脑的视觉皮质出现了损伤，也会导致失明。

　　在电视剧里，可能会出现这样的场景：在被追杀的途中，女主人公的后脑勺受到重击，结果醒来时她看不见了。这可能是因为位于后脑勺的视觉皮层被损坏了。如果在故事的后半部分，女主人公因为剧情又恢复了视觉，那我推测当时她可能只是暂时性地失去了视野（Visual field），大脑并没有被完全损伤。在学术上，这种情况叫作视野缺损（Visual field loss）。

有趣的是，大脑损伤的位置不同，所导致的视野缺失也不一样。下图中，灰色区域为大脑损伤的部分（左侧大脑后脑勺处）以及相对应的视野缺失的区域[①]。

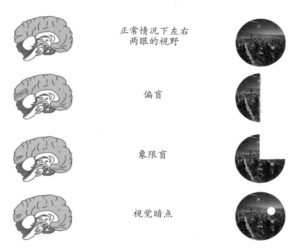

正常情况下左右
两眼的视野

偏盲

象限盲

视觉暗点

◆ 不同位置的视觉皮质损伤导致不同的视野缺失

注：左列是左侧大脑，大脑上的灰色区域表示损伤的区域。在此，为方便解释，假设所有的损伤都在左侧大脑。最上方表示在正常情况下的左右两眼的视野。偏盲：左侧视觉皮质受到损伤会导致看不到右侧视野。值得注意的是，在这种情况下，无论眼球如何转动都无法看到右侧视野。象限盲：看不见视野中的某一个象限。视觉暗点：看不见某一处。

① Zeki, S.（1993）. A Vision of the Brain, 1st ed. Blackwell Scientific Publications.

简单来说就是"左脑负责看右边，右脑负责看左边"。上图中的损伤都出现在左侧大脑，所以视野损伤都出现在右侧。在现实生活中，当出现偏盲的现象时，患者会将其形容为"我的右眼看不见了"。实际上，这是整个右边视野看不见了，但因为缺乏神经科学的知识，患者以为视觉仅由眼球所在的位置决定，误以为是右眼出了问题。其实这就和视而不见很类似：眼睛其实看到了，但大脑无法解读看到的信息，导致了视而不见。

额外的知识点 🔍

视野是什么？

当保持眼球不动，面向正前方注视正中央一个点时，你所看到的空间范围就是视野。

一种极为艺术的
高贵精神病——四色视觉

- 眼睛里的视锥细胞让人拥有辨别颜色的能力。

- 普通人是三色视觉者，因为人有3种视锥细胞：红、绿、蓝。

- 有的人有第四种视锥细胞，这使得他们成为四色视觉者，能看到1亿
  种颜色。

在学视觉神经学的时候，最好玩的事情就是讨论每个人看到的颜色是否一样，这就和讨论每个人听到的声音是否一样类似。对于拥有普通视觉的人来说，很难想象在不同情况的色盲眼中的世界是怎样的（色盲看到的颜色比拥有普通视觉的人少）。而更难想象的是，如果有人能看到更多的颜色，又是怎么样的呢？

每只人眼中有600万～700万个视锥细胞，这种细胞的重要特点是在亮度高的地方有辨别颜色的能力。普通视觉的人的眼球有三种视锥细胞，这三种视锥细胞能够吸收不同波长的光线。通过测量三种视锥细胞对于不同光线的吸收能力，科学家发现它们吸收最佳的光线波长分别是红色的长波（560纳米）、绿色的中波（530纳米）和蓝色的短波（420纳米）。拥有这三

种视锥细胞的人也被称为三色视觉者。

早在200年前，英国物理学家托马斯·杨（Thomas Young）就发现了光的三原色，即用相同比例的红色、绿色、蓝色的光相叠加就会成为白色光。我们现在用的电子设备就是用这个颜色模型检测和显示图像。要注意的是，这和绘画里用的红、黄、蓝三原色不同。所以在印刷时，专业人士会用包含洋红色、黄色、天蓝色以及黑色的CMYK颜色系统。

三色视觉者能够看到近100万种颜色，但只能区分出其中的150种左右。而且常人只能分辨出大概30种灰色。100万种颜色听起来已经不少了，但有的动物能看到1亿种颜色呢！

有些动物，如某些鱼（家里养的金鱼）、鸟类、昆虫、两栖动物甚至有第四种视锥细胞。这种视锥细胞让它们看得到紫外线。虽然从进化学角度来讲，很久以前，很多哺乳动物也许都有第四种视锥细胞，但随着基因改变、环境变化，这种视锥细胞在哺乳动物中已经没有什么存在的必要了，所以变得非常少见。

经过20多年的寻找，2010年科学家们终于发现了一名有四色视觉的英国女性[1]。紧接着，一位叫康塞塔·安蒂科

① Jordan, G., Deeb, S.S., Bosten, J.M., Mollon, J.D.（2010）. The dimensionality of color vision in carriers of anomalous trichromacy. Vision, 10: 12.

（Concetta Antico）的澳大利亚印象派画家也被证实有四色视觉。拥有四色视觉的人类，看到的颜色数量是常人的100倍，也就是近1亿种颜色。

四色视觉让康塞塔眼中的世界绚丽多彩：即使一个物体是单色的，她也能看到如马赛克镶嵌般的多种色彩（想想都觉得好璀璨）。

人类的两个负责视锥细胞色素的基因都位于X染色体上。因为人类女性的细胞里有两个不同的X染色体，更有可能携带与众不同的视锥细胞色素的基因，产生四种不同的视锥细胞色素，进而有四种不同的视锥细胞[1]。因此女性不仅不易遗传到红绿色盲，反而更容易有四色视觉。

虽然在视网膜上有第四种视锥细胞可以让人的双眼获得更多的色彩信息，但是大部分的视觉是在大脑里产生的。即使有了第四种视锥细胞，视觉图像在大脑皮质里的形成过程和步骤也是一样的。康塞塔的色彩辨别能力如此之强，也有可能是因为她作为一名画家，接受了长期的训练，这点大大加强了她的辨色能力。由于已确认的拥有四色视觉的人类太少了，得到长期训练的人更是稀有，所以现在还无法确定人拥有四色视觉的

---

[1] Jameson, K.A., Highnote, S.M., Wasserman, L.M.（2001）. Richer color experience in observers with multiple photopigment opsin genes. Psychon Bull Rev, 8: 244–261.

真正原因。这又回到了基因学里常讨论的一个老套话题：先天还是后天。

那到底有多少人有这种四色视觉呢？现在还不清楚。测试四色视觉的方法比较复杂，大多数的测试还是基于普通三色视觉进行的，所以现在最靠谱的方式是基因测试。虽然作为一名画家，康塞纳非常幸运地有了第四种视锥细胞，但遗憾的是，她的女儿并没有遗传到这种特性，而且被确诊为色盲。我们现在还不能用简单的通过看图片的方式来测试四色视觉，所以你在上网的时候看到一个测试说图片里能看到超过多少种颜色就拥有四色视觉的说法都是骗人的。

天生盲人的视觉皮质
用来做什么了呢

- 用来处理语言。
- 天生盲人的视觉皮质在阅读盲文时会被激活。

至此，我已经反复围绕视而不见这个问题聊了很多，大部分聊的是正常的视力（也就是眼睛能看到东西）。但在特殊情况下，大脑会出现问题导致视而不见，或睁眼看得到，但闭上眼就无法想象出图像。因此，我们可以换个角度来看视觉：如果一个人天生就没有看见过，不能视，也没有见，那他的大脑原本该负责视觉的区域是否就完全荒废了呢？

负责视觉的一个重要的大脑区域，在前文中也不断被提及，那就是位于后脑勺的视觉皮质。自从诞生到这个世界上，一旦视觉系统成熟，睁开眼，你所看到的任何信息都是视觉皮质的学习材料，它会不知疲倦地理解和学习这些视觉信息。

那从出生就失去视觉的盲人的视觉皮质会怎么样呢？答案是用来处理语言。

早在1997年，就有研究人员发现天生盲人的视觉皮质在阅读盲文时会被激活[1]（相反，拥有正常视觉的普通人在阅读盲文时，视觉皮质并不会被激活），而且在听词句的时候，他们的视觉皮质也会被激活。当使用经颅磁刺激（Transcranial magnetic stimulation，TMS）干扰视觉皮质时，盲人对语言的理解能力有明显的降低。

额外的知识点 🔍

人类新生儿虽然有全套的视觉系统，但刚出生的第一年，特别是最开始的几个月，视觉系统并没有发展成熟。新生儿需要通过和真实世界的互动，通过看到光线、颜色、不同形状的物体、物体的运动，以及与周边物体互动，才能慢慢地将视觉系统发展完整。

2015年，来自麻省理工学院的研究人员进一步将这些研究结果在年幼的天生盲童身上得到了确认[2]。即使是还没有学过盲文的4岁儿童，在听"能听懂的本国语言""听不懂的外

---

[1] Cohen, L.G., Celnik, P., Pascual—Leone, A., Corwell, B., Faiz, L., Dambrosia, J., Honda, M., Sadato, N., Gerloff, C., Catala', M.D., Hallett, M.（1997）. Functional relevance of cross—modal plasticity in blind humans. Nature, 389: 180–183.

[2] Bedny, M., Richardson, H., Saxe, R.（2015）. "Visual" Cortex Responds to Spoken Language in Blind Children. J. Neurosci. 35: 11674–11681.

国语言"或"纯音乐"三种状态下，视觉皮质都被激活了，且在听有语言意义的语句时视觉皮质最为活跃。当然，除了这里关心的视觉皮质以外，相关的"正常状态下应该被激活的区域"，如通常认为负责语言的大脑区域——外侧颞叶皮质（Lateral temporal cortex）也不出意外地在盲人的大脑中被激活了。

这个结果给我们展示了大脑令人吃惊的可塑性：当大脑的一个区域长时间无法得到该有的训练时，就会成为其他功能的"殖民地"。可到底是什么决定了语言成为这片"土地"的新主人？语言和视觉之间，特别是在神经发育的过程中，又有怎样不为人知的关系？这就要等待进一步跨领域合作的研究来解答了。

为什么听音乐会影响听力

- 人的听觉衰退是不可逆转的。
- 听觉衰退的主要原因是耳蜗里的毛细胞（Hair cell）是一种消耗品，会随着使用逐渐死掉。

　　和视觉类似，我们想要听到声音，需要的不仅仅是耳朵，还有大脑。耳朵只是听觉神经系统的第一阶段，外耳收集声音，中耳把声音转化为耳膜二维的前后震动，内耳的耳蜗将声音的机械运动转化为神经信号。左/右两耳收集到不同的声音信号后，沿着脑干分别送到右/左两边的听觉皮质（位于大脑两侧的颞叶），再通过这片大脑不同区域的分工合作，一步步分析听到的声音的物理特征，包括频率、声强（注意，音量是个主观的心理量度）等。若听到的是有意义的声音，还要把声音信号解析，发送给负责处理语言和音乐信号的大脑区域，实现更加高级复杂的认知功能。

　　那什么是听觉减退？即使在完美的生活环境下，人的听觉也会随着年龄增长而衰退，且这种衰退是不可逆转的。为什么不可逆转呢？主要原因是耳蜗里的毛细胞是种消耗品，会随着使用而逐渐死掉，且现在还暂时找不到让它们再生的办法。

耳蜗是让我们感知声音中不同频率的关键器官。耳蜗如其名，是一个长得像蜗牛壳的结构。它其实是一个卷起来的管道。

人类能听到的声音频率的范围很窄，只有20～20000赫兹，而且这个范围是正常人的极限，很多人就算很年轻的时候最高也只能听到15000赫兹。实际上，人比较敏感的频率区间只是1000～4000赫兹。原因很简单，我们的听力是用来交流和发现危机的，与我们生活相关的自然声的频率大部分只在这个区间。

把卷着的耳蜗拉直，位于耳蜗根部（就是更粗大的那一部分）的毛细胞负责高频率的声音的转化，而另一头（就是裹在耳蜗中间的那个尖角）的毛细胞则负责低频率的声音的转化。负责最高频率的毛细胞数量要少于负责低频率区间的毛细胞的数量，所以听觉衰退是从对高频声音的敏感度下降开始的。

如果没有毛细胞或者它们的数量过度减少，人的听力必然会受影响。在自然状态下，人类的毛细胞是不能再生的。虽然在实验室中毛细胞的再生工作已经有了很大的进展，但被广泛地应用在临床上还有很长的一段路要走。

残酷的现实是，随着年龄增长，我们每一天毛细胞数量都在减少。当年龄过了35岁时，我们就明显地不能像青少年那样听到很多高频声音了。有个大叔非常讨厌社区里老是在他家门口玩耍的孩子，就制作了一个会不间断发出高频声音的音响，放在他家门口。因为他已经听不到了，所以这个音响对他毫无影响，但孩子靠近时，就会听到那些烦人的高频噪声，然后逃跑。

大多数年轻人，只要耳朵没有受到严重的物理损伤或本人未患过精神疾病，不是一天到晚、一周七天、几十年如一日在分贝很高的环境中生活和工作，基本上不会有什么严重听力问题。当然，某些特殊的职业可能难以避免，譬如专业录音师的听力就比同龄人的差一些。

不过不要太担心，这都是自然和正常的。毛细胞就是这样的消耗品。手机使用都会有磨损，人类衰老更无法避免。但如果你过度不正常使用毛细胞，譬如在过于吵闹的环境中生活，它肯定会更快速地消耗。

大家都知道要卫生用眼，其实卫生用耳也是极为重要的。老花眼时你可以戴眼镜，但如果耳朵老化了，医生也很难帮到你。难道你想早早地戴助听器，甚至做手术安装昂贵的人工耳蜗吗？虽然助听器的发展很迅速，价格也越来越能够让人承受，但还是不便宜。现在大家普遍认为戴眼镜是很正常的，实际上这种想法就不正常。人的感知器官都非常脆弱，"返厂重修"的总是不如原装的好。不能因为医学和科技的发展，大家就放纵自己哟。

冷知识

　　虽然大多数时候视觉比听觉更直观，但论速度，听觉更快。

为什么下雨天里的
睡眠质量特别好

- 通过遮蔽效应，雨声使得其他的噪声更容易被忽视。
- 自然界的声音会使人感到放松。

每逢雨夜，我的睡眠质量都特别好。

视觉有眼睑作为开关，但听觉是没有开关的，除非用耳塞死死堵住。听觉系统像是一个全年无休的安保警报系统，即使你在睡觉它也一直监控着身边的环境。这对人类的生存来说毫无疑问是绝对的优势，我们即使在睡觉这种无意识的状态下，也能够警觉危险，并及时采取行动。但这也有些坏处。比如，你可能会因为室友的打鼾声而无法入眠；好不容易入睡后，又被隔壁孩子的吵闹声吵醒。但实际上，并不是噪声本身把你吵醒了，而是突然间的变化吸引到你的注意力，惊醒了保持警戒的大脑。

什么叫突然间的变化呢？打个比方，有一间漆黑无光的房间和一间有些光的房间，你突然打开手电筒，手电筒的光线在哪个房间里更明显呢？当然是在漆黑无光的房间里。如果房间里本来就有光，那些原有的光好似遮蔽了手电筒发出的新的光线。这被称为遮蔽效应（Masking effect）。相同的道理，把光换成声音，与一间长时间有杂音的房间相比，在一间寂静无声的房间里突然响起来的手机铃声会更加引人注意，即使手机铃声的音量是一样的。

自然界的声音自然而然会使人感到放松。这大概是因为自然界的声音往往有一定的重复性，而大脑对于有重复性的信息很快就能适应，所以即使雨声本身是多余的噪声，但也能让你伴着它睡着。类似于噪声的雨声就是给熟睡的你制造了一个遮蔽效应，一些原本在寂静的夜晚会影响到睡眠的外界声音被遮蔽了。换言之，雨声起到了减弱噪声的作用。

利用这类原理，可以在办公区域制造一些类似雨声的白噪声、粉红色噪声，用来隔绝声音。这样做同时起到保护隐私和减少干扰的作用。其实类似的装置在很久以前就有了，我在土耳其的一处宫殿门外就看到过一个类似喷泉的流水器。这个流水器利用了这类原理，用水流的声音掩盖了殿内的声音，让门卫无法窃听殿内的对话。

在独自工作时，我就不太喜欢完全寂静的环境，所以我会放一些混合着壁炉烧着木头噼啪作响或有些低语声的背景音。在夏天，我最喜欢用模拟斯莱特林公共休息室的背景声，因为它是一间位于霍格沃兹城堡湖底的半透明房间，所以偶尔会有水的声音。而在看书的时候，我更喜欢用模拟拉文克劳公共休息室的声音，因为它位于城堡的高处，风声飒飒，吹起拱形窗户旁挂着的蓝色丝绸窗帘，又因为房间是圆形的，人踩在木地板上的声音产生的回响又有些不同……声音真美啊！

为什么在嗅觉上人不如狗

- 嗅觉有两个路径：鼻前嗅觉（从鼻孔直接吸入）和鼻后嗅觉（口腔内从后方反向进入鼻腔）。

- 狗的鼻前嗅觉更好，人的鼻后嗅觉更好。

从进化角度来讲，**嗅觉是最古老、在自然界存活最重要的一个感觉**。

嗅觉最原始的作用是闻到食物的味道或者感受周围环境的状况，甚至感受危险。为了不饿肚子，闻到喜欢的味道便可以找到更多、更好的食物。为了避开危险，任何有危险信号的气味，都会激起不愉快的感知，让我们"不喜欢"。譬如腐烂的味道让你觉得不想吃。因为进化的结果是不喜欢吃有腐烂味道食物的动物，或说可以分辨什么能吃什么不能吃的动物，才能减少得病的概率，才有更大生存的可能。随着人类进化和人类生存环境的变化，嗅觉的作用貌似在逐渐减弱。这么说似乎有些道理。

首先，要先理解嗅觉的两个路径：**鼻前嗅觉**（Orthonasal route，从鼻孔直接吸入）和**鼻后嗅觉**（Retronasal route，口腔内从后方反向进入鼻腔）。

注意，常说的食物的味道，不仅有味觉，也有通过鼻后嗅觉这个路径感受到的食物气味。所以，我们吃饭时尝到的味道等于味觉加口腔到鼻腔的气味，而非单一的感知。

说到鼻后嗅觉，我突然想到了冰镇葡萄酒。冰镇后葡萄酒的气味会淡很多，实际上只是鼻前嗅觉所闻到的变淡了，但当到嘴里时，口腔温度会让液体升温，进而让香气散发出来，从口腔后方进入鼻腔（鼻后嗅觉），反而会加强香气的感受。

先来看看嗅觉能力极强的常见动物——狗。它的鼻子构造就是最大化地强化第一个路径的嗅觉功能。如果和人类从鼻子的纵切面比较，你就会发现狗鼻子有三大特点。首先，鼻孔很大，这使更多含有气味分子的空气能进入鼻腔。其次，鼻孔很靠前，比嘴还要往前凸，能够更近距离地接近气味发出的物体。最后，鼻腔既窄又是横向的；这样的鼻腔让吸气时空气流动更快速，空气能更直接、更全面地接触鼻腔尾部的感受器。

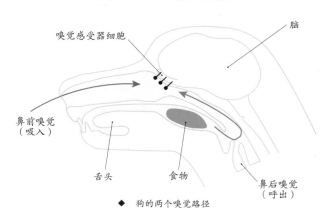

◆ 狗的两个嗅觉路径

咱们再来看看人类鼻子的构造。与狗相反，人类的鼻孔相对很小，因为不需要吸入那么多气味。人类的鼻孔斜着朝向嘴前，也没有很突出，藏在了鼻尖之后。相对于吸入更多环境中的气味，我们的鼻子主要用于闻近处食物的味道。更重要的是，我们的鼻腔非常高。这样吃饭时让食物到鼻腔的气味路径更长，更容易将气味从口腔吸进鼻腔内到达嗅觉感受器。从这三点看，很明显看出，人类鼻子进化的方向是加强鼻后嗅觉。换言之，相比于狗，我们对品尝食物时闻到的气味更敏感也更精确。

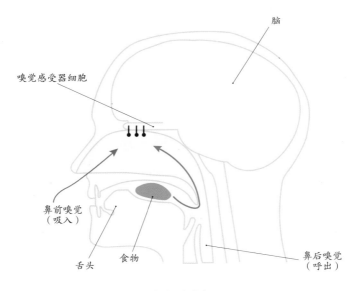

◆　人类的两个嗅觉路径

想一想人类祖先猿人和我们脸部的最大区别在哪里？不准说毛多！配合一点，请说"鼻子塌"。鼻子塌，鼻孔又大。所以，人类嗅觉没有退化，准确地讲，在进化的过程中，嗅觉用于生存的作用——鼻前嗅觉，减弱了，而用来配合味觉感受更多美食的高级技能——鼻后嗅觉，被强化了。所以，吃货是顺应人类进化的新一代！

为什么同样的味道，
有人喜欢，有人讨厌

- 嗅觉靠锁－钥匙机制来识别不同的气味。

- 同一气味，不同人闻起来也是不同的。

人到底是怎么闻到气味的呢？

嗅觉的基本机制叫作锁－钥匙机制（Lock–key mechanism）。不同的味道是由空气中的各种气味分子（Odour molecule）按照不同浓度而组成的。鼻子内壁有很多嗅觉感受器（Receptor），你可以把它们都想成一个个的锁。这些嗅觉感受器连接着不同的细胞，进而连着大脑里嗅觉皮质内的不同神经细胞。不同的神经细胞被唤醒就代表着对应的气味分子被闻到了。鼻腔里的嗅觉感受器是锁，那气味分子就是打开这些锁的钥匙。

但要注意的是，嗅觉感受器和气味分子之间并不是一一对应的，而是集群效应：一种气味分子可以激活多个嗅觉感受器，某个嗅觉感受器也可能对多种相似的气味分子产生反应。这样的神经机制有多种优势，譬如它比其他的神经编码机制反应更加迅速，而且还能增加所能展现的组合。

与此同时，同一个气味，每个人闻起来都是不一样的[①]。我们每人都有400个基因专门负责不同的嗅觉感受器。而根据人类基因组计划的推测，这些基因又有超过90万种变化。美国杜克大学的松上博明（Hiroaki Matsunami）实验室通过对比不同人的基因，发现每个人鼻内大约30%的嗅觉感受器都是不同的。既然嗅觉感受器不同，那感知也是不同的。

什么是喜好呢？在心理学中，喜好是指个人对一组物体表现做决定时候的态度，或者说，是个人决定喜欢物件与否的判断。从这个定义中不难看出两个关键词是"个人"和"决定"。所以，这一定与个体差异和决策有关系。

从个体差异上来讲，之前提到了每个人30%的嗅觉感受器都是不同的。那么相同气味，不同人闻着也是不一样的。另一方面，大脑的决策系统肯定在嗅觉喜好上有决定性的作用。所以这两点同时决定了我们对同一种气味的不同评价。这在我们寻找配偶时，也有明显的影响。

实际上，丧失嗅觉往往是一些严重的疾病的前兆，比如帕金森病、阿尔茨海默病、脑肿瘤、癫痫、营养不良和内分泌失调。感染了新冠病毒的病人也有可能会出现丧失嗅觉的情况。

[①] Frumin, I., Sobel, N., Gilad, Y.（2014）. Does a unique olfactory genome imply a unique olfactory world? Nat Neurosci, 17: 6–8.

人类嗅觉的辨别能力并非与生俱来，而是通过发育逐渐获得的。当然我们也有一些与生俱来的嗅觉天赋，比如说刚出生的婴儿会对母乳的味道非常敏感，仅仅靠嗅觉就能找到母亲的乳头。但婴儿对母乳的显著的敏感性并不广泛存在于其他味道，似乎是一种很特殊的生存天分。

　　相比于其他感知，嗅觉受年龄影响最为明显。三岁之后对气味的喜欢/厌恶与成人类似，九岁后就能具备辨别气味的能力，但对一些特殊的气味（如藿香）的感受，低龄儿童还是不如青春期的少年灵敏。

有些老师教你的舌头的
味觉地图是错的

- 每种味觉所对应的舌头区域都差不多，主要在舌尖。
- 所有的味蕾都可以识别所有的味道，而舌尖的味蕾最密集，所以舌尖是味觉最灵敏的区域，且不分酸、甜、苦、咸、鲜。

民以食为天。虽然因食材和烹饪方式的不同搭配，我们能够尝到的味道千变万化，但总的来说，都能够归纳成五种最基本的味道：酸、甜、苦、咸和鲜（Umami）。Umami是发现它的日本化学家池田菊苗将日语"美味的"（Umai，うまい）和"味"（Mi，み）结合创造的新词。味精（MSG）是这种味道的最佳代表，但实际上酱油和番茄中也富含鲜的成分。

说到味觉，最广为人知的心理学研究大概就是舌头的味觉地图了。这个理论说，舌头上有特定的区域专门负责特定的一种味觉：舌尖对甜味最敏感，舌根对苦味最敏感，舌头两侧靠前一点负责咸味，靠后则负责酸味。

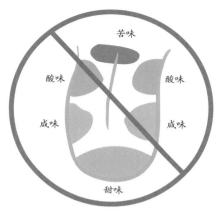

◆ 其实最广为人知的味觉地图是一个误传

其实，这个理论是错的。这个流言来自一个世纪以前一名德国科学家做的一个小实验，实验发现舌头边缘对不同味道的灵敏度有些差异。考虑到当时的实验环境，他的研究本身没有太大的问题。但问题是，40年后哈佛大学心理学教授爱德温·波林（Edwin Boring）首次在一本书中翻译了这个实验的论文，并下了武断的结论：每一种味道在舌头上都有专属的区域。这导致之后以他的书为教科书的人都对味觉产生了误解。

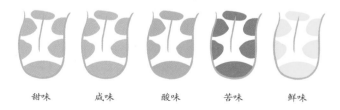

甜味　　　咸味　　　酸味　　　苦味　　　鲜味

◆ 真实的情况是，每种味觉所对应的舌头区域都差不多，主要集中在舌尖

在1974年，美国匹兹堡大学的心理学家柯林斯[1]尝试用更精确的方法来重新做这个几十年以前的实验。这次用了不同浓度的蔗糖（甜味）、氯化钠（咸味）、柠檬酸（酸味）、尿素和奎宁[2]（均为苦味）来看人分辨出不同味道的最低浓度是多少。结果发现不同区域的敏感度有些不同。不过，最近也有实验发现这个结果可能也站不住脚[3]。不过可以确定的是，即使不同区域的敏感度有些不同，这个区别也极其微小，且涉及的舌头区域相互重叠，也没有如流言中这样的地图。

的确，舌尖是对味道相对敏感的区域，因为越靠近舌尖，味蕾数量越多。没人的时候，你可以把自己的舌头伸出来照镜子好好观察一下，舌头的表面是不平滑的，上面有很多小包，在舌尖的小包包要小一些，越往根部越大。这些小包并不是味蕾哦！味蕾在这些小包包的表面，每个小包包有一到几百个味蕾。在人的舌头这么小的区域上就有2000 ~ 5000个

---

[1] Collings, V.B.（1974）. Human taste response as a function of locus of stimulation on the tongue and soft palate. Perception & Psychophysics, 16: 169–174.

[2] 奎宁：一种用来治疗和预防疟疾的药物。

[3] Sato, K., Endo, S., Tomita, H.（2002）. Sensitivity of three loci on the tongue and soft palate to four basic tastes in smokers and non-smokers. Acta Otolaryngol Suppl, 74–82.

味蕾。但是，不同味道并不是在舌头的不同位置上被感受到的，实际上，所有的味蕾都可以识别所有的味道，每个味蕾都是全面发展的优秀人才。

味觉是怎么产生的呢

● 酸对酸，盐对咸，糖对甜，单离子对苦，氨基酸对鲜。

　　要回答这个问题，我们先看看到底是什么化学物质引起了不同的味觉。大多数的酸（Acid，譬如盐酸HCl）尝起来是酸的，大多数的盐（Salt，譬如食盐的主要成分氯化钠NaCl）尝起来是咸的。甜的东西有不少，从简单的糖（Sugar，譬如蜂蜜、水果里的果糖）到各种各样的蛋白质（Protein，譬如新型蛋白质甜味剂），甜蛋白（Monellin，其甜度是蔗糖的4000倍，且热量低）。苦味则是一些单离子（如K^+，所以KCl尝起来又苦又咸）或一些有机分子（譬如咖啡因、奎宁）。相比于其他的味道，人对会带来苦味的化学物质特别敏感。这是一个生存优势，因为很多有毒的物质是苦的。而鲜味是由构成蛋白质的基本单位——氨基酸（Amino acid）引起的。

　　直接负责"接待"这些化学物质，并将这些化学物质带来的信息变成大脑能听懂的语言的"工作人员"是味受体细胞（Taste - receptor cell）。每个味蕾里包含50 ～ 150个这样的味受体细胞。这些味受体细胞上又有很多接收不同信号的感受器。你可以把它们想成不同类型的门，不同的化学物质可以打开各自对应的门，进而激活细胞，发生一连串的变化。

因为对应咸味和酸味的化学物质溶于水中时，往往以正、负离子的形态存在，所以这两种味道是通过一种识别细胞两侧溶液浓度的离子通道识别的。而甜味、苦味的情况更为复杂。一般相对应的化学物质不能直接进入这些细胞，但是它们可以通过触碰一种叫G蛋白偶联受体的蛋白质告知味受体细胞它们的存在。

但到此故事才刚刚开始。舌头只是负责检测化学物质的，只有大脑才能感受这些化学物质真正的意义。在这些位于舌头上的味受体细胞将化学物质带来的信息转换成大脑能听懂的信号后，这些信号便会沿着三条脑神经[①]（第7对、第9对和第10对）上传到脑干里的延髓（Medulla），然后沿着脑干直达大脑正中央的丘脑中。最后才从丘脑往外到达大脑两侧处理味觉信号的味觉皮质（Primary gustatory cortex）。从大脑的侧面来看，味觉皮质正好位于大脑的中央位置。

---

① 脑神经有 12 对。(1) 嗅神经，(2) 视神经，(3) 动眼神经，(4) 滑车神经，(5) 三叉神经，(6) 外展神经，(7) 面神经，(8) 听神经，(9) 舌咽神经，(10) 迷走神经，(11) 副神经，(12) 舌下神经。

我的耳朵告诉我
这根雪糕很好吃

● 脆这个食感主要靠听。

　　我一直认为，声音是被忽视的味道。通过声音，你可以了解很多食物的质感，如薯片一般薄脆、炸花生米那般嘎嘣脆或咬开小笼包的薄皮时，自己发出吸汤汁的声音。

　　特别是对于中国人，因为食物的"色香味"实在是做得太好了，所以对吃美食时产生的声音很容易忽视。这一点从语言就能看出来，中文形容薯片、花生米、新鲜生菜都叫脆。而在英语里，下意识就会用Crispy、Crackly和Crunchy分别形容这三种食感。

　　脆这种食感，在文明开始之前，对于人类生存异常重要，因为它代表着水果、蔬菜的新鲜程度。吃进不新鲜的水果、蔬菜，在医疗还算发达的今天，也会引起一定的麻烦，更何况是过去。到今天，随着处理食物的方法更多，脆已经不仅仅存在于新鲜果蔬，也可以在炸得香喷喷的鸡皮、新鲜的油条等食物中出现。

　　想象完全不发声音吃掉一口薯片，这是个不可能完成的任务。当然你要是一直含着，用口水把它们弄湿，我也无话可说。但实际上，脆这种食感，很大程度上靠听获得。

这个很容易测试。给蒙着眼的受试者喂薯片，完全隔音的耳机里播放咀嚼不同脆度的薯片的声音，然后让受试者给这片薯片的脆度打分。吃同样一片薯片，听着软乎乎的声音吃薯片与听着咔嚓咔嚓薄脆的声音吃薯片相比，后者会明显感觉更脆一些。

在不事先告知的情况下，所有的受试者以为吃到的薯片来自不同品牌[①]。不仅这样，仅调节你听到自己吃薯片所发出声响的音量，就让你明显感觉到不同。把薯片换成苹果也有类似的结果[②]。

我从牛津大学的著名认知神经科学家查理·斯彭斯（Charles Spence）那里听到过一个令人印象深刻的例子。几年前，某冰激凌厂仔细询问了一些忠实的消费者的意见。很多反馈说当咬有巧克力脆皮的冰激凌时，会有巧克力脆皮掉在地上或落在衣服上，非常令人困扰。于是该厂商便通过调节配方，

----

① Zampini, M., Spence, C.（2004）. The Role of Auditory Cues in Modulating the Perceived Crispness and Staleness of Potato Chips. Sensory Studies, 19: 347–363.

② Demattè, M.L., Pojer, N., Endrizzi, I., Corollaro, M.L., Betta, E., Aprea, E., Charles, M., Biasioli, F., Zampini, M., Gasperi, F.（2014）. Effects of the sound of the bite on apple perceived crispness and hardness. Food Quality and Preference, 38: 58–64.

使巧克力脆皮能更好地黏在里面的冰激凌上。当这个改良的新产品上市后，销量不增反降。厂商百思不得其解，不是解决了消费者最大的抱怨吗？难道那些提供反馈信息的人是组团来砸场子的？当然不是，故事到此也仅强调了主观意见的局限性。

通过全方位的客观分析，厂商发现，因为调整了巧克力脆皮和冰激凌之间的黏度，之前巧克力脆皮裂开发出的非常明显的咔嚓声消失了。而这个咔嚓声是该品牌冰激凌的标志性特征，增强了对巧克力脆皮的感受，即使消费者本身并没有注意到这一点，也没有告诉市场研究人员。因此，厂商迅速把配方调整回去，以确保这咔嚓声清脆响亮。

这家冰激凌厂商现在每年在全球卖二十亿根冰激凌。虽然在每个国家都会有不同的甜美风广告，但无论哪个国家，广告都会不断地强调巧克力脆皮咬裂时的咔嚓声（明明是那么简单的声音）。这让我这个既不喜欢吃冷的，也不喜欢吃甜的人，偶尔也有买一根尝尝的冲动。这就是为什么零食制造巨头们已经开始通过认知神经科学严谨地测试食物带来的各种感官体验。

今天想喝苦点的咖啡？
用蓝色杯子吧

- 颜色的联想影响了味觉。

- 一样的咖啡，在白色的陶瓷马克杯里喝会比放在一个透明的玻璃杯
  里喝更苦，因为在白色的衬托下，咖啡的颜色更深，看起来更苦。

    不知读者中有没有人是杯子发烧友？反正我是。喝不同的饮料，我会用专门的杯子。如果不给我正确的杯子，我总是觉得味道不对。

    2014年11月，专门讲食物的生理学杂志《味道》刊登文章《马克杯的颜色会影响咖啡的味道吗？》[1]。这真是非常有趣的研究。实验的灵感来自论文作者范·多恩（Van Doorn）常去的咖啡厅里的咖啡师。有一天，咖啡师说，一样的咖啡，在白色的陶瓷马克杯里喝会比放在一个透明的玻璃杯里喝更苦。在澳大利亚这两种马克杯在咖啡厅和餐厅里算是最常见的。科学家听到这种有趣的流言，最喜欢去检验它是不是真的。

---

[1] Doorn, Van, G.H., Wuillemin, D., Spence, C.（2014）. Does the colour of the mug influence the taste of the coffee? Flavour, 3: 10.

以前也有不少针对颜色和味道相关性的研究，但没有专门针对杯子颜色以及它背后原理的研究。来自牛津大学的科学家就曾发现，粉红色的草莓慕斯放在白色盘子上会比放在黑色盘子上甜10%、风味好15%[1]。虽然不清楚这个数据是怎么得来的、有多可靠，但从个人来讲，草莓蛋糕、草莓慕斯就是要放在白色盘子上才好吃。

可是，为什么会这样呢？

范·多恩认为这很有可能和颜色的对比度有关系。棕色会让人联想起苦味，或者说给人与甜味相反的感觉。当咖啡放在白色的杯子里时，色差会让人觉得棕色更深了。也就是说，颜色的联想影响了味觉。而用天蓝色的杯子装上棕色、加了牛奶的醇香咖啡，会让人感觉咖啡的味道没那么浓了。因为天蓝色是棕色（橙色）的互补色[2]。

但荷兰社会心理学家雅普·狄克斯特霍伊斯（Ap Dijks-terhuis）提出了一个很好的问题，因为广告和非专业人士的词

---

[1] Spence, C., Harrar, V., Piqueras-Fiszman, B.（2012）. Assessing the impact of the tableware and other contextual variables on multisensory flavour perception. Flavour, 1: 7.

[2] 某一种颜色与它的互补色混合后会呈现特定的效果。主要的四种互补色有：黑和白、红和青、绿和红、蓝和黄。在美术中，蓝色的互补色是橙色，紫色的互补色是黄色，绿色的互补色是红色。它们两两混合后会变成灰色。

语误用，在喝咖啡时，饮用者会将咖啡的浓度和苦味混淆，或在描述时引起程度上的混淆。在范·多恩的这个研究中，他们也发现了浓度和苦味有非常相似的趋势。也就是说，很有可能不少饮用者并不能将浓度和苦味区分开。

这个小小的研究提醒了咖啡店老板们，要仔细选择咖啡杯的颜色。小小的区别可能就会决定下一个顾客会不会成为回头客。

之前我也做过类似的小实验，我带了一些自制的粉红色小饼干到实验室，同事们吃了之后以为是草莓或者樱桃味的。但我只是在普通的牛油小饼干里放了些红色的食用色素罢了。实际上，将食物本身更换和更换食物周围的颜色（容器）是一个道理。虽然不是什么了不得的研究，但这样的小实验真是有趣。神经科学和心理学最吸引人的不就是生活中这些有趣的细节吗？

今天想喝苦点的咖啡？试试换个不同颜色的杯子吧！

来一口花椒，体验50赫兹的震颤

- 花椒所带来的麻的感觉，是一种触觉。

- 这种触觉等同于50赫兹的震颤。

你以为的味觉其实是触觉。

花椒所带来的麻的感觉，是一种触觉，准确地说等同于50赫兹的震颤。精准地来说，是由花椒所含有的羟基甲位山椒醇（Hydroxy-alpha-sanshool，Sanshool就是山椒，日语里的花椒）激活了皮肤下的神经纤维 RA1，而RA1纤维正好负责中等区间的震动频率（10 ~ 80赫兹）。

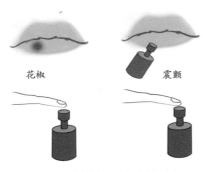

◆ 测试花椒所带来的震颤的实验

注：志愿者被要求在嘴唇上涂一些花椒的提取物，然后将一只手指放在一个振动器上感知不同频率的振动，并报告嘴唇上和手指上所感知的振动频率是不是一样的。志愿者也会被要求将振动器放在嘴唇上，然后感知它的振动频率。实验发现，花椒的振动频率为50赫兹。

当时找了28个志愿者做了花椒震颤实验，如上页图所示。

羽仓信宏告诉我，他是去唐人街吃麻婆豆腐时得到的灵感，对花椒产生了好奇。说起来感到惭愧，我在四川出生，三天两头去陈麻婆吃绝对正宗的麻婆豆腐，但我从来没有想过这个问题。

虽然这个结果很有意思，但它有什么用呢？虽然在设计这样的实验时，确实只是出于对花椒的好奇心，但这个研究成果在医学上有其参考价值。**有一些深受神经性疼痛困扰的患者有时也会有刺痛的现象，这有可能和RA1有关系，所以从不同方面了解它的机理是很有必要的。**

当然对我来说，花椒是种很重要的调味品。下次吃到花椒的时候，记得体会一下50赫兹的震颤哟！

为什么薄荷尝起来凉飕飕的

- 薄荷里的薄荷醇会刺激传递冷热的神经细胞，让人感到凉飕飕的。
- 辣椒里的辣椒素也通过类似的原理让人感到热。

　　为什么使用含有薄荷的牙膏或沐浴露会给人清凉感呢？简单来说，你感受到的不是味道，而是一种冷热。

　　早在二十年前，研究人员就发现即使丧失嗅觉的病人，也是能够"闻"到薄荷味。这是因为薄荷味并不是通过嗅觉感受器闻到的，而是通过鼻腔内感知冷热的神经细胞感受到的。**感知冷热实际上不属于传统五种感知的任何一种（如嗅觉、味觉或触觉），而是专门属于冷热感知。**

　　薄荷或含有薄荷的洗漱用品以及食物，即使在常温甚至高温的状态下都会给人带来凉飕飕的感觉。譬如在北非摩洛哥人常喝的薄荷茶，茶水非常烫，而且有时要加很多糖，但还是会有凉凉的味道。这种凉凉的感知来自薄荷里的薄荷醇（Menthol）。

　　无论是热的还是冷的，人之所以会感受到温度的变化，是因为在所有负责感受和传递冷热的神经细胞里有一种叫TRPM8的感受器。

TRPM8是一种电压控制离子通道蛋白。它是种蛋白质，作用是在神经细胞膜上充当一扇上了锁的小门（离子通道）。当温度变低时，这扇门就会被打开，允许钙离子（Ca^{2+}）进入细胞。当一大堆带正电荷的钙离子进入细胞后，就会在细胞壁内外形成电压，进而产生电流。电信号就会沿着神经细胞传递到下一个神经细胞，以此达到信号传递的作用。

但外界温度改变不是能让TRPM8开门的唯一因素。在常温下，薄荷醇也可以打开TRPM8。薄荷醇碰上这种蛋白质之后，这种蛋白质做的门会变形，导致门打开，然后钙离子就可以进去了。实际上，科学家先发现了薄荷醇，然后发现这种蛋白质对薄荷醇有反应，才得知这种蛋白质在凉的感知上的作用。在吃薄荷时，薄荷醇将舌头上的相关神经细胞激活，所以产生了凉的感知。除了薄荷醇，桉油醇（Eucalyptol）[①]和人工合成的超强致凉物Icilin（暂时没有确定中文官方译名）也能让人和动物感受到凉的感觉，它比薄荷醇强200倍。

实际上感知热（温度升高）也有相对应的门（离子通道），叫TRP - V1，也是通过钙离子传递信息，但钙离子是从里往外流。辣椒里的辣椒素（Capsaicin，又名辣椒碱）就是靠直接与TRP - V1作用产生热的感觉。

---

① 桉树油的主要成分，主要用于食品烹制，以及杀虫剂。

薄荷醇还有缓解炎症的作用，其实茶树精油类型的产品用来祛痘有类似的作用。实际上痘除了有脏东西在里面，旁边还会有一圈红红的炎症。学过基础医学就会知道，发炎（Inflammation）有五个主要迹象：热、红、肿、痛和功能障碍。而薄荷醇至少可以减少热这个迹象，进而缓解炎症。当然，没有薄荷醇直接用冰袋来敷也是可以的。但薄荷带来的凉很特殊。想象你含一大块冰在嘴里，很快你的舌头和嘴巴就会感到麻木。一直含着不动，你就会觉得很痛。吃含有薄荷醇的东西，舌头也会觉得凉飕飕的，但一直放在里面并不会痛。

五感之间的界限可能没有你想的那样泾渭分明：**尝到的不一定都是味道，也有温度**。

为什么有人怀疑痒是一种疼痛

· 痒不是一种简单的触觉或痛觉感知，其准确的机制还未知。

　　痒是一种疼痛吗？不是。以前科学界确实有段时间认为痒是一种轻微的疼痛，但现在我们认为**痒是有别于疼痛的一种感知**。

　　痒觉领域的领军人物陈宙峰教授所带领的团队，早在2007年就在小鼠的脊椎里首次发现了专门负责痒的受体——胃泌素释放肽受体（Gastrin-releasing peptide receptor，GRPR）[1]。当时他们发现，当给小鼠注射胃泌素释放肽后，小鼠会抓挠自己，说明这有可能和痒有关。在两年后一篇刊登于《科学》中的文章表明，他们敲除负责产生这种受体的基因后，发现小鼠不痒了，然而依旧可以感应到疼痛，这说明痒和疼痛是不同的[2]。

　　那痒是怎么产生的？

　　人会觉得皮肤痒有多种原因：皮肤干燥、疾病、脏、蚊

---

[1] Sun, Y.-G., Chen, Z.-F.（2007）. A gastrin-releasing peptide receptor mediates the itch sensation in the spinal cord. Nature, 448: 700–703.

[2] Sun, Y.-G., Zhao, Z.-Q., Meng, X.-L., Yin, J., Liu, X.-Y., Chen, Z.-F.（2009）. Cellular basis of itch sensation. Science, 325: 1531–1534.

虫叮咬或者寄生虫（像是虱子），甚至有可能是心理原因。普遍认为，这种感知用来教会我们避免接触带有刺激性的物体以及保护皮肤健康。通过陈宙峰教授的一系列实验，已经知道痒是独立于疼痛之外的感觉，是有自己的传递信号的系统。那到底有哪些神经传导物质（Neurotransmitter）在大脑中负责传递痒的信号呢？除了上面提到的胃泌素释放肽，还有钠前体肽 B（Natriuritic precursor peptide B，NPPB）和神经介素 B（Neuromedin B，NMB），这三种神经肽在大脑感知瘙痒的过程中有重要作用[①]。

虽然有时候挠痒痒能让人有强烈的满足感，但很多时候会让我们过度抓挠，以致损坏皮肤，甚至导致更加严重的后果。所以，如果我们能对痒的产生以及传递痒的信号通路更为了解，以后就有可能开发出准确止痒的药物，让患有各种慢性皮肤病的患者得到有效的治疗。

但发痒的认知机制，到现在也是一个未解之谜。它不是一种简单的触觉或痛觉感知。而且一旦哪里感觉痒，你就特别想去挠，即使你知道挠了也无济于事，甚至会抓破皮肤，

---

① Goswami, S.C., Thierry-Mieg, D., Thierry-Mieg, J., Mishra, S., Hoon, M.A., Mannes, A.J., Iadarola, M.J.（2014）. Itch-associated peptides: RNA-Seq and bioinformatic analysis of natriuretic precursor peptide B and gastrin releasing peptide in dorsal root and trigeminal ganglia, and the spinal cord. Molecular Pain, 10: 44.

使问题更加严重。经过长时间的研究，科学家终于找到了独立于疼痛之外，只负责痒的神经细胞。这些痒神经比疼痛神经的传导速度慢很多，而且它每一个末梢所能感应的面积是疼痛神经覆盖面积的600多倍！这也解释了，为什么我们对痒更加敏感但感觉产生却比疼痛慢，消失的速度也更慢。

虽然疼痛也是一种令人不愉快的感知，但如果我惊叫一声"啊！你的肩上有一只碗口大的蜘蛛"，即使你知道我只是逗你的，可还是会感觉到莫名的瘙痒，甚至头皮发麻，这比被热水稍微烫一下更让人烦躁。而且痒还会带来难以控制的挠痒的冲动，一秒不去挠，就会觉得那一秒变得好长。即使挠完了并没有真的缓解痒，心里也要好受一些。

这是痒这种感知最有趣的地方。你的反应并不一定对应真实的体验——你下意识地去挠脖子，随之感到痛快，但那里可能什么都没有。

我痒，我挠，故我在。

冷知识

　　大脑是唯一一个没有痛觉感应的器官——虽然全是神经，但大脑没有负责感应疼痛的感应器。换句话说，它知痛却不感痛。那为什么会有头痛呢？除了大脑以外，头部与颈部到处都有感应疼痛的感受器（包括血管），所以很多头痛其实来自大脑以外的头部区域（只是我们很难区分）。

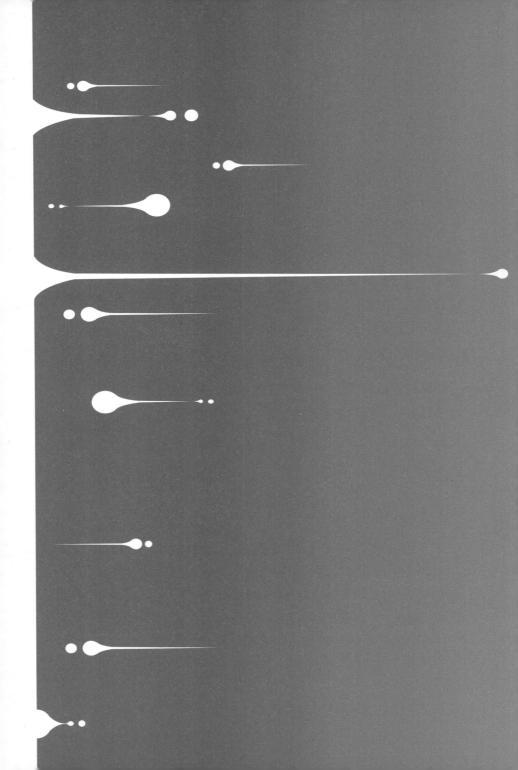

第 5 章

大脑里的
"哲学"行为

本章梗概

如果上一章从感知的角度看大脑与现实世界之间的关系是投石问路，那么这一章就是我们研究神经科学的人对哲学问题的抛砖引玉。

这一章将会从更多的方面浅谈神经科学中一些颇有哲学气息的问题。我们用眼睛感知视觉、用耳朵感知听觉，那为什么没有器官去感知空间和时间呢？比如，美是个很主观的概念，能不能从神经科学的角度去研究美学呢？钻牛角尖一点，"我脑海里总有一个人告诉我"这句话中的那个人到底是谁？

其实我们活在大脑创造的
虚拟世界里

●"昔者庄周梦为蝴蝶，栩栩然蝴蝶也，自喻适志与，不知周也……不知周之
梦为蝴蝶与？蝴蝶之梦为周与？"——《庄子·齐物论》

在日常生活中充满了各种各样的信息，光线、声音、气味、触感等。这些信息都必须通过大脑的分析才能为你我所用。**正是因为有大脑，我们才能够感受、理解身边的世界，并对环境产生合理的反应**。通过阅读上一章的内容，相信你对这一点已经深有感触。

不知你是否有这样一个疑惑：既然大脑对于我们的生活如此重要，为什么在人类社会中，它鲜被提及呢？为什么大家对大脑并不是很"在意"呢？

学习神经科学之后，我才恍然大悟。人类对大脑缺失应有的"在意"并非一个缺陷，恰好相反，这里有一个令人细思极恐的原因——我们都深深地被一直所相信的"现实"困在里面了。**大脑展现给我们的这个"现实"太真实、太无瑕了，让人很难意识到，我们实际上一直都被困于其中。**

你怎么知道你看到的红色就是红色呢？你和我看到的红色

是一样的吗？为什么我们会给红色赋予各种各样的意义？我看到的纯色可能并不单纯，但因为经过大脑的分析，我只能看到它纯色的形态。而我们也只是用一种能够互相理解的语言进行思考和沟通。

其实眼见不一定为实。你所听到的声音也仅是声音的一小部分而已；你所闻到的榴莲味可能和其他人闻到的并不一样；换一个杯子就能让你觉得咖啡变了味道；你以为花椒是一种味觉，但它实际上是一种震颤……

庄周梦蝶是庄子提出的一个哲学论点，认为人不能确切地分清真实和虚幻。两千多年后的我们真的能说已经分清真实与虚幻了吗？

在这一章中，我想给你展示一些更抽象的认知科学。虽然这一章的题目叫作大脑里的"哲学"行为，但其实叫作"神经科学中的哲学"更为合适。这里我们不会上升到哲学来讨论，只是希望能从神经科学角度抛砖引玉，能引起你对人的认知有更深、更高的思考。

171

什么是美

● 美与不美，全在观者。

Beauty is in the eye of the beholder.

什么是美？不得不说，审美标准真是因物而异、因人而异、因时而异。我觉得这个问题和意识的存在非常类似，根据你的知识背景、个人的体验以及当下你思考的角度（如哲学、艺术、文学、数学……），会产生无法预知的定义。

简单来讲，美是一种引起人的愉悦感的物质属性。"认为一个事物美"可以被看成一个行为或大脑的认知活动。无论你是谁、对象是什么、在什么时刻，这个认知活动都有一定的共通性。**从神经科学角度来定义美的这类研究，叫神经美学（Neuroaesthetics）**。这是一个相对很新的美学分支，最开始是由伦敦大学学院的神经美学教授泽米儿·泽基（Semir Zeki）提出的。很巧的是，在我大三时他还教过我，但他本身是一个很有名的视觉神经科学家。

泽基教授在神经美学上最大的一个贡献，大概是发现负责评价"一个视觉作品美不美"的大脑区域——覆盖于眼眶之上的大脑皮质，眼窝前额皮质（或叫眶额皮质，Orbitofrontal cortex）[①]。有趣的是，磁共振实验发现，**人对作品的美丑评价，和这个区域的活动强度有关**：活动越强，便认为一个作品很美；活动越弱，便认为很丑。

有没有单单对美产生反应的大脑区域呢？有的。现在已知的可能负责认知"美"的大脑区域是背外侧前额皮质（Dorsolateral prefrontal cortex），大概在太阳穴后方一点的位置。但是从其他话题的研究中，我们知道这个区域也和管理（譬如唱一段你训练很多次的歌）以及注意力有关。所以这个区域对美的特定活动，很可能是看到美的事物与随即引起的另一个认知过程（如将注意力全部导向美的事物）的混合结果。

"认为一个事物美"然后下意识地"追求"它。我认为这也恰好是回答另一个更根本问题的关键：为什么大脑进化出这样的一个认知活动呢？对于这个问题，我个人的看法靠近演化心理学："追求之后能提高生存和繁衍的事物便是美的。"最开始可能某些祖先随机地认为事物所带有的特定属性是美的，产生了欲望并实施了追求。在得到之后，这些属性帮助拥有者提高了生存和繁衍的能力，使得他们在竞争中脱颖而出，可能通过基因将这种识别能力传递给后代。逐渐地，类似的直观感受

---

① Kawabata, H., Zeki, S.（2004）. Neural Correlates of Beauty. Neurophysiology, 91:1699–1705. doi:10.1152/jn.00696.2003.

就笼统地被归纳为美。而到现在，我们已经不需要通过识别这些属性赢得生存的竞争，所以美的定义变得模糊，更容易被情绪和个人经历干扰。

最近几年，我们常说的美大多还是围绕着脸——颜值。大家对女性的美的讨论有很多，这里我想换个角度，看看男性的美，更准确地说，是女性对异性的审美的变化。这一点在男明星的变化趋势中就体现得很明显。脸的美肯定不只由一个人的脸是否对称、是否符合黄金比例这些硬件问题决定，而是由观者的状态决定的。那是什么影响了女人的审美呢？理性点说，到底是什么影响了求偶标准？

台湾大学的谢伯让博士曾在他的科普书籍《都是大脑搞的鬼》中提到了几个非常有趣的研究，让我大开眼界。简单来说，他认为一个地区的卫生环境对居民对异性颜值的喜好有影响。

第一个实验[①]中，研究人员调查了来自29个国家的近2000名异性恋男性，让他们去评价两张女性的照片。结果显示，来自卫生环境好的国家的男性认为脸部线条柔和的女性更美，而来自卫生环境差的国家的男性更趋向于选择更男性

---

① DeBruine, L.M., Jones, B.C., Crawford, J.R., Welling, L.L.M., Little, A.C.（2010）. The health of a nation predicts their mate preferences: cross-cultural variation in women's preferences for masculinized male faces. Proceedings of the Royal Society of London B: Biological Sciences, 277: 2405–2410. doi:10.1098/rspb.2009.2184.

化的女性。随后，在2014年，有人又花血本做了针对女性的规模更大的实验[1]：近5000名来自30个国家的异性恋白人女性对白人男性颜值的评价。不出意外，这个研究也得到了一模一样的结果：卫生环境越差的国家的女性越喜欢看上去更刚毅的男性。换句话说，一个地区最红的明星长什么样被这个国家的卫生环境影响着。

实际上，这也不难理解。卫生环境越好，健康问题越少，往往医疗条件也更好，这时配偶的身体素质对于生存和繁衍并不是一个特别必要的条件。无论男女，脸看起来有阳刚之气往往代表着有比较强悍的体格和性格，这样的人在卫生环境恶劣的国家反而更容易打拼。人们更愿意选择"在当下环境下更容易成功"的异性作为配偶。

谢伯让博士在那本书中提到，另一个可能导致来自卫生环境差的国家的男性更喜欢选择男性化的女性的原因是睾酮。睾酮是一种让人变得更男性化的雄性激素。男女身体中都有睾酮，但男性更多。睾酮诱发并维持男性的第二性征，是引起男

---

[1] Marcinkowska, U.M., Kozlov, M.V., Cai, H., Contreras-Garduño, J., Dixson, B.J., Oana, G.A., Kaminski, G., Li, N.P., Lyons, M.T., Onyishi, I.E., Prasai, K., Pazhoohi, F., Prokop, P., Cardozo, S.L.R., Sydney, N., Yong, J.C., Rantala, M.J.（2014）. Cross-cultural variation in men's preference for sexual dimorphism in women's faces. Biology Letters, 10: 50.

性性欲的重要激素。但是，过高的睾酮会导致免疫力下降[①]。这一点从太监和正常男性的寿命长短对比就能够看到蛛丝马迹：通过分析朝鲜王朝的宫廷记录《养世系谱》，可以确认当时太监寿命的平均值高达70岁。然而同时期拥有类似生活水平的正常男性，平均寿命只有50到55岁[②]。但是，这并不是说阉割就可以延年益寿。而较差的生活卫生环境，会导致男性体内的睾酮降低，以免过高的睾酮影响免疫力。

当然，这套说法不能解释所有的现象。前几年整个东亚地区开始流行起了中性风，而这几年这种趋势减弱，这并不能说是因为前几年东亚地区的卫生环境差，这几年变好了。在这种情况下，这类研究只能给我们带来一些新的视角，而不是完整的答案。

冷知识

可爱的秘诀是拥有5种要素：圆形脸、宽额头、大眼睛、短鼻子和小嘴巴。

① Muehlenbein, M.P., Watts, D.P.（2010）. The costs of dominance: testosterone, cortisol and intestinal parasites in wild male chimpanzees. Biopsychosocial Medicine, 4: 21.

② Min, K.-J., Lee, C.-K., Park, H.-N.（2012）. The lifespan of Korean eunuchs. Current Biology, 22: R792–R793.

脑海里的那个声音是谁

● 思考先于语言。——《尸者的帝国》

你是什么时候注意到自己在思考的呢？虽然思考并非"不开口的自言自语"，但如果你特别注意思考的过程，不难发现脑海里似乎有一个声音，而这个声音承载着你的思绪。在学术中，这个思考的声音叫Inner speech，直译就是"内心的演讲"。

那脑海里说话的声音本身是不是思考？不是的。第一个研究它的苏联心理学家维果茨基（Lev Vygotsky）提出，在脑海里说话是将语言作为自己与自己沟通的方式，换句话说，**语言只是一个思考的媒介，听到的那个声音只是思考的一种展现形式**。反过来想，还没学会语言的婴儿会思考，天生耳聋又不会手语或任何一种口语的成年人会思考，动物们也会思考。那么他们/它们是怎么在思考的时候"不在心中说话"的呢？

另一个有趣之处在于，我们无法不将这个"内心的演讲"和"说出来的演讲"相比较。换句话说，脑海里的那个声音和我们与他人交流用的语言之间又有怎样的关系呢？"内心的演讲"和自言自语有相似之处吗？

众多研究人员认为，"脑海里说话"和"把话说出来"两种过程基本是一样的，活跃的大脑区域也是一致的，只是在活跃强度上，前者没有后者强烈，且没有将组织好的语言发送到运动皮质去动嘴皮子（以及咽喉、舌头、肺等）这一步。

人也能听到脑海中的声音。有科学家认为"内心的演讲"的作用在于，当你说话的时候，脑海里的声音起着预告提示的作用，减少了很多你对自己声音的敏感度。这样你的听觉系统才会避近就远地注意外界的声音，即使对于你的耳朵来说，自己的声音非常洪亮。

但如果我都在脑子里想过这句话，为什么我还要"说给自己听"呢？这岂不是很浪费时间和减少大脑的效率？在这一点上我们暂时不清楚原因。现在大致认为"说给自己听"对以下四个重要的认知活动有明显的优化作用（或说是个强有力的助攻）：

（1）能够加强自我存在感。

（2）对智力的进化发展有帮助。

（3）能够帮助记忆的存储和提取。

（4）有利于数学能力的提升。

那脑海中那个声音是我的声音吗？这一点现在还没有办法确定。但可以确定的是你脑海中的声音有你的口音。

要研究这一点，还比较曲折，毕竟我们还没有办法通过脑成像看这个人的口音是新加坡口音还是美国口音。在使用英语的国家中，拥有不同口音的人，在阅读时，眼球运动的轨迹和节奏会有所不同。譬如来自英国北部和南部的人，在读"玻璃"（Glass）这个词时，拥有北部口音的人，元音发音时间较短，而南部的人的元音发音较长。这样，当他们被要求在脑海里朗读时，眼球在这些词上停留的时间就会不同。这样，通过比较拥有不同口音志愿者的阅读习惯，发现阅读时在心里默念也会有口音的特征。这侧面显示出，在脑海里的那个声音和你的声音有相似的口音[1]。

---

[1] Filik, R., Barber, E.（2011）. Inner Speech during Silent Reading Reflects the Reader's Regional Accent. PLoS ONE 6, e25782.

失去了记忆，我还是我吗

● 今看花月浑相似，安得情怀似往时。——李清照

　　前文我提到过亨利·莫莱森的故事。1953 年，在他 27 岁时，为了治疗癫痫，他大脑两侧的海马体和周围组织被切除。这个大脑区域位于大脑下方大概中央的位置，左右两边各有一个长得很像弓着腰的海马的组织，所以取了这么一个名字[①]。虽然手术成功治好了他的癫痫，但留下了永久的后遗症——顺行型健忘症。有这样健忘症的患者，在手术之后不能再形成新的记忆，但他还记得很多手术前的事情，譬如他来自哪里、父母是谁，甚至小时候的经历也记得，但如果记忆比较久远，他就无法想起细节了。这个病例让我们对神奇的记忆有了管中窥豹的机会：海马体在学习和记忆的生成过程中起着关键性作用。

　　虽然这次手术严重影响了他的记忆，但他的智商、语言能力、运动能力等并未受到影响。譬如让他学一种新的运动（高尔夫球）。通过训练，他可以学会挥杆等运动动作（因为他的

[①] 海马体的英文名字是 Hippocampus，来自拉丁语的海马。

小脑没有问题），但无论教他多少遍规则，即使每次他都能完全理解，但过几分钟就会忘记。

他在世的时候，因为个人信息要被严密地保护起来，负责研究他的两位首席科学家布伦达·米尔纳（Brenda Milner）和苏珊娜·科（Suzanne Corkin）也被称为看守人。这两位科学家在他术后的55年里，几乎每日与他相见，却每次都要重新自我介绍，因为基本上H.M.连个数字都记不住，甚至记不住被要求记住一个数字这件事。在术后的55年中，他一直接受着不计其数的实验，帮助科学家理解海马体在人类记忆的生成和储存系统中的作用。我们现在对人类记忆的知识很多都基于对他的研究。直到2008年，世界上所有的医学学生都会学到他的病例。

他去世后，大脑受到了和爱因斯坦大脑一样的待遇。在去世后的一周年那天，他的大脑被精密地解剖和分析。整个过程历时三天。我恰好是在他的大脑解剖手术过去后一年（2021年）开始的本科学习。我记得我们在学记忆那一课的时候，恰好他大脑的几个切片（不知是真的还是只是拷贝）被送到伦敦展览（恰在学校隔壁）。那天我们的课后作业就是去观摩他的大脑切片。

也正是因为他，海马体成为最有名也是过去50年研究最为密集的大脑区域。

冷知识

    所谓鱼只有 7 秒记忆其实是个误传，更靠谱的说法是，鱼只有 7 秒的持续注意力。

对于大脑来说，空间是什么

- 大脑通过定位细胞、网格细胞、定向细胞、边界细胞来感知空间。

　　数学几何头几堂课就学过点、线、面、角度。确定一个点的位置，需要知道它离坐标轴有多远，从一个点到另一个点，需要知道方向和距离。

　　以前没有GPS的时候，到了一个新城市就得去买地图。好的地图一般都有网格，横纵坐标标示清楚，方便寻找和记录。展开地图，先看到的是整个城市的轮廓，然后确认东南西北四个方位，再找地标。当我拿着地图站在城市这个环境中时，我会先找到现在所站的位置。这个位置离城市边界有多远？在城市的哪个方位？然后确认我想去的地方，应该往哪个方向走？走多远？

　　当你手握地图努力分析的时候，你的大脑也在看地图。看地图是由数种负责探测不同定向特性的神经细胞负责的。其中包括四个最基本的单位细胞：

　　（1）负责识别身处的位置的定位细胞（Place cell）。

　　（2）负责画坐标轴、网格的网格细胞（Grid cell）。

　　（3）负责识别方向的定向细胞（Head direction cell）。

（4）负责了解相对距离（如离城市的边界有多远）的边界

细胞（Boundary vector cell）。

对于我这样的路痴来说，认路、记地图真的很费脑。因为定位和指引路线这样的认知过程需要不断搜寻过去的记忆，还要不断学习、分析和判断。每一个步骤都需要很复杂的大脑认知功能，譬如说记忆、学习，传递视觉、听觉信号等。你可以把这个复杂的过程想成有一个小人不断在大脑的各个部门搬运盒子，一会儿去海关（负责处理感知信息的皮层）问问看到、听到了什么，一会儿去记忆仓库翻翻记录，又要拿着装着记录的盒子去给学习培训中心分析，看看历史记录和看到、听到的内容有没有关系，再回到记忆仓库去找其他的……

仅仅通过这样简单的分析就不难猜到，大脑定向系统和学习、记忆一定有着非常重要的联系。1971年，奥基夫（O'Keefe）作为研究海马体在空间定位认知的先锋发表了论文，称发现定位细胞[①]。就此大家才知道，海马体在空间记忆上还有特殊作用。从此无数神经科学家携手冲向空间定向这个神经科学研究领域。

---

① O'Keefe, J., Dostrovsky, J.（1971）. The hippocampus as a spatial map. Preliminary evidence from unit activity in the freely-moving rat. Brain Research, 34: 171–175. doi:10.1016/0006-8993（71）90358-1.

我在哪里？我来过这里吗？定位细胞说："由我来辨识本体的位置。"

在小鼠的海马体里插一根记录单个神经细胞的电极，让小鼠在一个开放式的试验区域自由地跑动，同时记录神经细胞的电活动状态和小鼠跑动的路线及位置。奥基夫发现当小鼠跑到试验区的某个地方的时候，海马体内某一个特定的神经细胞A就会被激活，周围的其他细胞处在抑制状态；而跑到其他地方的时候，这个细胞A就会被抑制，另外一个细胞就会被激活。这种对自身在环境中所处位置产生反应的神经细胞，就是定位细胞。而每个定位细胞所对应的实际位置区域便被定义为这个细胞的定位野。

通过一系列的实验，奥基夫推测，这些定位细胞组合在一起，形成了一个认知地图（Cognitive map）。通过和其他在海马体内以及周围区域的神经细胞合作，定位细胞群如同一张满是地标的地图。不过，定位细胞本身在脑中所在的相对位置与对应的定位野并无直接联系，也就是说，两个相邻位置的细胞所对应的定位野可能并不相邻。

因此细胞不仅仅对个体"意识到在哪里"有重要的作用，

更对"记住并回想起这是哪里"和"是否来过这里"有重要作用。

网——网格细胞

我在环境中的哪里？网格细胞说："不慌，让我先教你们怎么看坐标轴。"

很多海马体里的神经细胞都与旁边叫作内嗅皮质大脑区域里的细胞相连。对于海马体来说，内嗅皮质就像物流中心的总派送点。通过近20年的不断寻找，莫泽（Moser）夫妻俩发现，那里有一群细胞和海马体中的定位细胞一样，对特定的位置区域有反应[①]。不同的是，这些细胞显示出更高的秩序性。

当把小鼠放在一个更大的活动范围，并记录下它们在不同位置时内嗅皮质中细胞的激活情况。结果发现，小鼠跑到某些特定的位置时，这个细胞就会被激活，而这些位置如网格般整齐地排列。将这些位置连接起来，便会形成下图中那样的花纹。换一个细胞记录，会发现还会形成一样的三角形花纹，但是边的长度不同了。

---

① Hafting, T., Fyhn, M., Molden, S., Moser, M.-B., Moser, E.I.（2005）. Microstructure of a spatial map in the entorhinal cortex. Nature, 436: 801–806. doi:10.1038/nature03721.

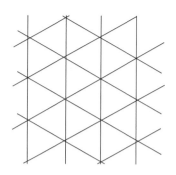

◆ 网格细胞是个六边形花纹爱好者

　　无论小鼠怎么埋头瞎跑，这些细胞一直都默默地按点激活。在你瞎跑的时候，这些细胞也在你的大脑深处默默地记录你的坐标。无论是神经科学家还是数学家，都被这种细胞彻底震撼了。于是这种细胞被命名为网格细胞，即默默地画网格的细胞。虽然这种细胞的机理还有争议，但普遍认为它通过多个细胞的叠加来确定位置。这和我们常用的坐标轴有区别，但总的来说作用非常相似。

方向——定向细胞

　　有了点，有了坐标轴，我们可以来画线了。等一下，往哪个方向画？定向细胞说："向前看齐！"

　　定向细胞是一种当动物的头朝着特定的方向时便会激活的

神经细胞，被认为是定向系统中负责方向的细胞。一旦这种细胞被激活，就会一直维持在同样的状态，直到动物把头转向大于45°角的另一个方向，它才会回到常态[①]。

定位细胞在海马体里，网格细胞在临近的内嗅皮质里，而定向细胞分布在大脑的多个区域，但就是不在海马体中。另外定向细胞和负责感知自身运动状态和维持平衡的前庭系统存在很多联系。

虽然定向细胞负责认知方向，但它其实跟地磁场不熟！所以它并非指南针。

距离——边界细胞

好，知道方向了，可要走多远呢？边界细胞说："让我告诉你'世界的尽头'在哪里！"

某天，奥基夫和伯吉斯（Burgess）教授注意到，当小鼠所处的试验环境等倍增大时，定位细胞所对应的区域也会等倍

---

① Taube, J.S., Muller, R.U., Ranck, J.B.（1990）. Head-direction cells recorded from the postsubiculum in freely moving rats. I. Description and quantitative analysis. J. Neurosci. 10: 420–435.

地往环境边缘平移[1]。譬如，在一个小的正方形环境里，小鼠的定位细胞A对应的是东北角，当把小鼠放进一个更大的正方形环境里，定位细胞A对应的还是东北角，但这个东北角就比之前的那个位置更远了。

为了解释这个现象，他们建立了一个叫边界细胞的模型[2]，来看看当环境的大小和形状改变时，定位细胞怎么通过对外界的感知判断位置。就此奥基夫和伯吉斯预测，大脑里有这种边界细胞对环境的轮廓产生反应。且每个边界细胞对应着距离边界不同距离和不同角度的相对位置。没过多久，陆陆续续就有其他实验室发表论文，声称在大脑多处发现了这种细胞[3]。实际上边界细胞也不知道绝对距离。但可以认为，是它告诉了老鼠"这个世界的尽头在哪里"。通过了解一个环境的边界，可以知道相对的位置。

上面聊到的所有试验，都是在试验小白鼠上做的细胞神

① O'Keefe, J., Burgess, N.（1996）. Geometric determinants of the place fields of hippocampal neurons. Nature, 381: 425–428.

② Hartley, T., Burgess, N., Lever, C., Cacucci, F., O'Keefe, J.（2000）. Modeling place fields in terms of the cortical inputs to the hippocampus. Hippocampus, 10:369–379.

③ Lever, C., Burton, S., Jeewajee, A., O'Keefe, J., Burgess, N.（2009）. Boundary Vector Cells in the Subiculum of the Hippocampal Formation. J. Neurosci. 29: 9771–9777.

经生理学试验。其实，对大脑定位系统的研究早已不止于此。特别是在近20年，脑成像技术的发展在技术上支持了很多对正常人类的大脑定向系统的研究。最近一个比较有名的和伦敦出租车司机有关的例子很有趣。

看过最新版BBC福尔摩斯（"卷福"）的人应该知道，伦敦的街道、地标都极其密集。要成为伦敦出租车司机，必须参加长达3～4年的严格培训，其间需要记住25000条街和2万个地标建筑，并参加一系列的考试，以保证出租车司机能够在没有地图帮助下，快速选择最快捷的一条路。可以说，伦敦出租车司机应该是世界上最会认路的一群人。

2011年，通过分析78名刚刚结束4年认路培训的男性司机的大脑核磁共振成像[1]，并与4年前他们在接受培训前的脑成像扫描对比，发现其中39名最终通过考核的司机的海马体灰质明显增多。而不是出租车司机的普通人，以及同期参加培训但没有通过考核的人，他们的大脑并没有这个显著变化。

随后的研究又发现，这39名通过考核的司机在学习新的视觉信息时比常人要差很多。这大概就是得到强大的认路能力的代价。

---

① Woollett, K., Maguire, E.A.（2011）. Acquiring "the Knowledge" of London's Layout Drives Structural Brain Changes. Curr Biol, 21: 2109–2114.

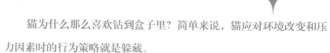

　　猫为什么那么喜欢钻到盒子里？简单来说，猫应对环境改变和压力因素时的行为策略就是躲藏。

时间是大脑产生的幻觉吗

• 过去的时间并未过去，未来的时间也并非还未存在。过去、未来和现在以同样的形式存在。

——马克斯·泰格马克

The past is not gone, and the future isn' t non-existed. The past, future and the present exist in the exactly same way.

——Max Tegmark

时间都到哪里去了呢？这个问题在物理学家和神经学家的最佳搭讪话题中妥妥能进前十。我非常喜欢上面这一句话，这位来自麻省理工学院的物理学家非常简单地从物理学角度解释了不同时间存在的状态。每次想到时间，自然而然会想到爱因斯坦的名言，时间是个错觉①。为什么在恐惧时时间会变慢，

----

① 爱因斯坦的原话是：People like us, who believe in physics, know that the distinction between past, present and future is only a stubbornly persistent illusion.（像我们这样信仰物理的人都知道：过去、现在和未来的区别仅仅只是一个顽固坚持的错觉罢了。）这是爱因斯坦在挚友米歇尔·贝索（Michele Besso）去世之后，写给贝索的遗孀的一封信中的一句话。这成为爱因斯坦对时间的看法的名言之一，也常被写为 Time is an illusion（时间是个错觉）。参考文献：Giorbran, G.（2006）. Everything Forever: Learning To See Timelessness. Enchanted Puzzle Publishing, Seattle, WA.

在快乐时时间会变快？

我们先来做个简单的试验。找一面镜子，左右转动眼珠，先看镜中的左眼，注意力集中地看一会儿后看右眼，看一会儿后再看左眼。来回几次。问题来了，你不会看到你眼珠转动的过程。但是将视线从左眼移到右眼，这个转动的过程是需要时间的。那么这时间到哪里去了呢？为什么中间没有看到转动的过程，却没有感到任何空隙呢？因为大脑骗了你，它将眼珠左右转动这样很复杂的场景，简化成"我的眼睛一直直视前方"这样极其简单的事件。

时间感会在特定的状态下产生幻觉，或产生不真实的认知。譬如说本来时间一样长，但是在某些情况下，人会觉得时间变慢了，有时却觉得变快了。这些时间错觉（Temporal illusion）和我们熟知的视觉幻觉能够帮助科学家了解时间感背后的神经机制。

从19世纪中叶开始，由于受到实验心理学家的影响，心理物理学家开始研究感知到的时间（Perceived time）和物理上测量的时间（Time measured in physics）的关系。和其他感知不同（如味觉、嗅觉、触觉、视觉和听觉），我们并没有感觉到时间。

实际上，**时间感是很多不同的认知感觉聚集在一起呈现的**。当大脑得到新信息时，这个新信息并不一定是按照正确的顺序到达的。大脑需要重新排序然后呈现给其他部分的大脑区域以使我们理解。正因如此，当我们接触到新工作和不熟悉的信息时，大脑需要较长的时间分析排序，所以会给人一种时间变长的感觉。而接触比较熟悉的信息时，整个过程非常短暂。另外，没有一个单独的大脑区域负责时间感，这就和其他的感知，如听觉、视觉区分开来。所以，在同一时间点，大脑接收到越多的信息，就会需要更多的时间分析。那么，当我们处于危险或者特别无聊的状态时，大脑会特别"用功"地采集身边的各种信息。这时，信息量会特别大，我们会感觉时间好像被拉长了一样，更慢了。

注意力是影响时间感最重要的因素之一。它被认为是影响时间间隔长度的感知（The perceived duration of intervals）。换句话说，当你将注意力集中在时间上，时间会变慢，当你分心了，时间会变快。注意力在很多近期的时间感的生理模型中有重要的位置。同样，情绪也很容易影响时间知觉。

如前面所说，现在还没有发现控制时间感的一个特别的单独区域。但近20年的脑成像实验显示，控制时间感最主要的是小脑和基底核（Basal ganglia），而这两个部分都与运动、记忆、情感和学习联系得非常紧密。

意识从哪里来

- 我思故我在。——笛卡儿

Je pense, donc je suis。——Descartes

我很少看关于脑神经的科普书籍，这次在整理文稿时，专门看了一下市面上的科普书籍。有一本关于意识的书籍我很喜欢，叫《贪婪的大脑》(*The Ravenous Brain*)。在书的开头，作者丹尼尔·博尔讲述了他自己的故事。在他大学毕业前几周，他的父亲得了轻度中风。虽然是轻度中风，但在其大脑的这一个小小的血块会导致很多认知和行为的变化。在中风后，一名思维敏锐的成年人可能会变成一个行为古怪的孩子，譬如突然对某一种小零食感兴趣，连续几天只吃零食，其他什么也不肯吃，譬如只会注意到视野中左边的事物，对右边的事物视而不见。如果你认真地从这本书的开头开始看，现在应该就知道了：他父亲的中风导致了视觉皮质的损伤，进而导致了视野缺失。

以上这些让本来是研究哲学和生物心理学的丹尼尔对很多基础的哲学观点产生了质疑。在这里我直接引用作者的原话[①]：

坐在父亲的病床边，我深深感到那些深奥的哲学论点与现实是如此不相容——错得太离谱了，甚至到了让人反感的地步。我旁边躺着一个我深爱的人，仅仅由于大脑内的一个小血块，意识受到了严重损伤，导致他的身份特征都被剥夺了。

当然，这里并不是说"意识是非物质的"哲学观点是错误的，而是想用这个例子来解释，为什么神经科学家会对意识这么感兴趣。

1996年，澳大利亚哲学家和认知科学家大卫·查默斯（David Chalmers）将意识相关的问题总结成一个概念，叫"那个难题（The Hard Problem）"（对的，你没看错，就叫"那个难题"），并将这个问题定义为"如何从神经科学角度来解释

---

① Bor, D.（2013）. The Ravenous Brain: How the New Science of Consciousness Explains Our Insatiable Search for Meaning. Perseus Books Group.

意识的形态"①。而这里的形态是指"事物在时空中的排序"。但由于空间、时间和事物这三个概念本身在科学和哲学领域就很难准确定义和解释，这个"难题"在现阶段是无解的。我完全没有学过哲学，对这个领域所知甚少，这里我就不再深入在哲学上的讨论了。神经科学和哲学有非常多的交接领域，感兴趣的可以去了解一下神经哲学（Neurophilosophy）。

对于神经科学家来说，这么多年来最有趣的一个发现就是，**很多大脑功能是在我们无意识的时候实现的**。譬如每一刻你在呼吸、心脏在跳动，但很多时候你可能并没有意识到，大脑一直在控制和调节这些生存的基本功能。当你做梦的时候，可能出现自我意识扭曲，譬如你从第三者的角度观察自己，而对这种毛骨悚然的情况并无意识……对于我所研究的听觉来说，即使人在高强度地做其他事情，并没有意识到自己环境中的声音，但大脑听到并可以下意识地做出很多反应。

说到这里，我们就很好奇，意识是由哪些神经细胞或在大脑的哪些区域形成的呢？我们在寻找的不会是一个地方，也不会仅仅是一小撮神经，科学家应该寻找一个能够产生某种特定意识感的最小集合的大脑区域/神经元，这个集合叫作意识相关神经区（Neural correlates of consciousness，NCC）。

---

① 原文是：How to explain a state of consciousness in terms of its neurological basis.

虽然从哲学上看"意识从哪里来"在现阶段是无解的，但是通过了解NCC，我们能够离答案更近一步。**很多神经科学家认为，NCC应该处于细胞级别，也就是说我们应该寻找大脑中最小单位的集合**。要么是某种专门负责意识的产生的细胞散布在大脑各处，要么就是各种已经被发现负责其他认知功能的神经细胞在某种情况下起着产生意识的作用，或者还有其他的可能。

那神经科学家该怎么研究这个看不见、摸不着，我们人类又不容易控制的认知能力呢？首先，睡眠是关键。要想"意识到什么"，大脑必须处于比较高的兴奋状态（或觉醒状态，Arousal），无论是在醒着的时候还是在快速眼动睡眠（大多数逼真的梦境都是在此期间发生的）中。通过比较一些睡眠和清醒时的脑成像，发现多个位于丘脑（Thalamus）、中脑（Midbrain）和桥脑（Pons）的神经核，是在任何有清醒意识的状态下都会激活的区域[1]。

不过，过去的二三十年，意识神经科学的研究还是主要针对视觉意识的。比较经典也最著名的这方面的实验例子为多稳态知觉（Multistable perception），例如纳克方块（Necker

---

[1] Rees, G., Kreiman, G., Koch, C.（2002）. Neural correlates of consciousness in humans. Nat. Rev. Neurosci. 3: 261–270.

大脑是个 1500 克的宇宙

cube）①。如下图所示，左边的简笔画是有歧义的，会给人错觉，不知哪一面才是立方体的正面，或者说，我们不知道看它的角度是略微俯视（右上）还是略微仰视（右下）。

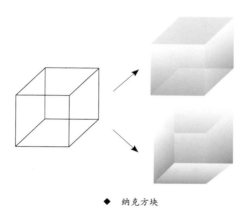

◆ 纳克方块

同时，科学家也通过一些患者（大脑创伤导致一些认知功能出现问题）进行与意识相关的脑成像研究。譬如把一个物体放在桌面上，患者说看不见，但如果朝他眼睛来一拳头，患者却很灵敏地避开了。这说明他能看到，但没有意识到。

① Necker, L. a.（1832）. LXI. Observations on some remarkable optical phaenomena seen in Switzerland; and on an optical phaenomenon which occurs on viewing a figure of a crystal or geometrical solid. Philosophical Magazine Series, 3 1: 329–337.

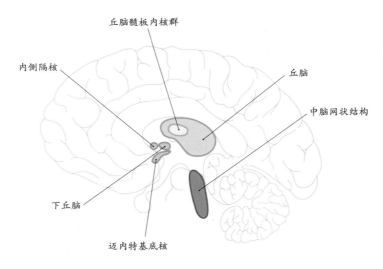

丘脑髓板内核群

内侧隔核

丘脑

中脑网状结构

下丘脑

迈内特基底核

◆　人脑中形成意识的必备区域

注：如果两个脑半球在任何一个这些标出的区域出现损伤，人就会完全丧失某
　　一方面的意识。更为重要的是，这些区域也必须和大脑其他部位之间的联
　　系保持完整正常，否则某一种认知功能会出现问题，如视觉上的视而不见。

　　　另外一个广为人知的有趣实验就是由心理学家戈登·盖洛
普（Gordon Gallup）在1970年设计的镜子测试，专门用来测
试婴儿和动物的自我意识（知道"自己"的存在）[1]。结果发现
8个月大的婴儿就有了自我意识，而在动物之中，成年的黑猩
猩、海豚以及章鱼也有自我意识。

_____

[1] Gallup, G.G.（1970）. Chimpanzees: Self-Recognition. Science, 167: 86–87.

大脑是个 1500 克的宇宙

虽然到现在我们对意识的物质性还无法完全理解，但从神经科学的角度看，意识肯定是物质性的。它虽然看不见、摸不着，但是由大脑中实实在在的物质影响产生的。如果亲爱的笛卡儿活到今日，不知他会有怎样的想法呢？

我们的大脑比我们更聪明。

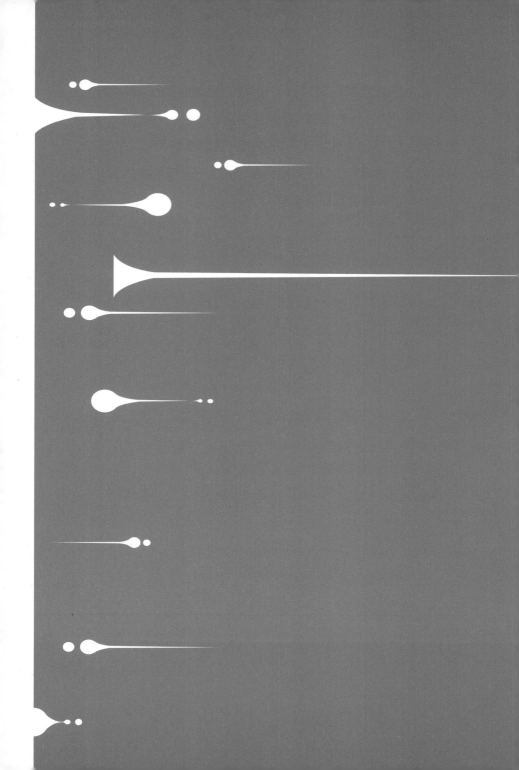

第6章

大脑里的
"迷惑"
行为

本章梗概

欢迎来到本书的最后一章！了解这么多关于大脑的知识，有什么用？无非三个目的：第一，搞高科技，比如读心术之类的；第二，搞清楚我们有没有什么超能力，比如预知未来之类的；第三，治病救人，比如攻克阿尔茨海默病之类的。这三个目的恰好就是本章的三篇文章的重点，让我们来看看：实事求是地看，读心术要如何实施？有时候我们感到的既视感是不是预知未来的超能力？为什么阿尔茨海默病特别难治？

读心术，可能吗

- 大脑的磁共振扫描图可以告诉我们你在想象什么。用脑电图可以知道你梦到了什么。

- 当然，现有读心术的精度还非常低，但我们可以拭目以待。

当然可能。

这本书你已经读到这里，不觉得神经科学中很多工作都是在给"知道一个人的脑子里在想什么"做铺垫吗？

之前有出版社的编辑问我，神经科学这么厉害，那你能不能写一本专门讲微表情的书呢？不好意思，我真的感觉被冒犯到。别老想着什么"教你一点读心术"之类的啦！那真的不算是读心术，只是通过了解一些固定的行为规律让你稍微关注别人的话语和表情，从而更加理解别人的表达罢了。

虽然听起来很狂妄，但我觉得从某种程度讲，人心并不难懂。人的表情和肢体动作所表达的情感大多是共通的，只是大多数人平时不注意观察、来不及总结罢了。而真正的读心术，不是仅仅一台测谎仪可以实现，而是跨过容易控制的语言、表情和肢体动作，直接从大脑里看到那些飞逝的思绪：每一刻你在想什么，脑海里在想象怎样的画面，甚至记录下你的梦境，你醒来之后还能看看自己遗忘的梦境……

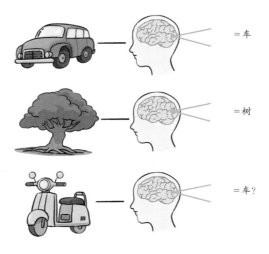

= 车

= 树

= 车？

◆ 科学家通过大脑扫描解读思想

注：简单来说，如果大脑现在的反应和之前看到车的反应类似，我们就推测大
脑在思考与车有关的内容。

　　早在21世纪初，就有人尝试用功能性核磁共振找出一张
图片和人看着这张图片时所得到的大脑扫描图之间的关联[1]，
如上图所示，详细一点说，你看着一张图时，大脑视觉皮质的
某些特定区域就会被激活，即使隔天你再来看，相关激活的区

① Haxby, J.V., Gobbini, M.I., Furey, M.L., Ishai, A., Schouten, J.L., Pietrini, P.（2001）.
Distributed and Overlapping Representations of Faces and Objects in Ventral
Temporal Cortex. Science, 293: 2425–2430.

域应该基本是稳定的。而看另一张图时，就会扫描出一些不一样的活动。那有没有可能通过解读大脑扫描图解析你当时看到的是什么呢？

2008年的时候，来自日本京都的一些科学家尝试通过分析脑电波解析梦境①。他们让志愿者睡3个小时。因为梦很容易被遗忘，他们必须每隔一段时间就将志愿者唤醒，问他们有没有做梦，做了什么梦。每小时每个志愿者大概会被叫醒10次，大概6 ~ 7次睡眠会有关于梦的特征。这样重复一两周，最后科学家就得到了大概200个梦的片段，以及相对应的脑电波。（没睡几分钟就被叫醒，3个小时里就有30次。这大概是我所知的最痛苦的实验了。这些志愿者都是勇者！）

通过分析志愿者的描述，他们将所得到的梦大致分为20个种类，像"女人""电脑""车"这些都是频繁出现的关键词。之后，当这些志愿者醒着的时候，再给他们看和这些关键词相关的图片，从而采集到相对应的视觉活动。通过分析和对比睡梦时和实际看到时的大脑活动，他们建立了一个模型，并通过这个模型预测在叫醒志愿者的9秒钟之前，这名志愿者到

---

① Nishimoto, S., Vu, A.T., Naselaris, T., Benjamini, Y., Yu, B., Gallant, J.L.（2011）. Reconstructing Visual Experiences from Brain Activity Evoked by Natural Movies. Current Biology, 21: 1641–1646.

大脑是个 1500 克的宇宙

底有没有在做梦。准确率还不算太低，有75%～80%。而同年，来自加州伯克利大学的杰克·加兰特（Jack Gallant）的团队做了一个更加精确的大脑视觉信号解析器，能够通过分析大脑扫描图，推测出当时志愿者在看120张图中的哪一张。之后甚至还勾勒出当时看着图像的轮廓。

后来，他们又让7名志愿者躺在功能性磁共振成像扫描仪中听了两个多小时的故事，将故事中含有的985个常见英语词汇相对应的大脑区域给标了出来。这个研究发现，当人在听拥有不同词义的词汇时，并不是只有语言中心布洛卡区被激活，而每个词汇也不仅仅只对应一个大脑区域，相对应的大脑区域似乎与词义有一定关联。区域分布在大脑四周，并没有一个绝对的语言词义区域。更有趣的是，他们发现词义相关的词汇（如妻子）和其他描述社会关系的词汇（如家庭、孩子……）所激活的大脑区域很相似。这近千个词汇被分为12个不同类型，如视觉（黄色）、数字（四）、地点（体育馆）、抽象（自然的）、时间（分钟）、社会关系（孩子）等。如果一个词汇有多种词义，如英文的Top（顶），当人听到这个词时，额叶（就是脑门那块的大脑）的额中回（Middle frontal gyrus）那一小块区域会变得活跃，而其他和衣服、外表相关的词汇激活的区域也聚集在此。Top也有第一、首位的意思，所以和数字相关的区域（要靠近后脑勺一些）也很活跃。另外，这个词还和位置有关，所以在和建筑物相关的词汇区域附近也能找到它。换句话说，这就是个大脑词典的雏形。特别神奇吧？研究人员还将这个词地图的3D大脑模型上传到了网上，你可以自己去看看！另一个令人惊讶的发现是，这些与词义相对应的区域是双脑对称的，换句话说，这和过去一直以为的"左脑负责语义"这个认识相悖。

如果以后想以此为基础发展读心术的应用，那我们就要面对下一个问题：你大脑里的这份词汇地图和我大脑里的那份一样吗？从现有的结果来看，这份大脑词汇地图在人与人之间的一致性还不错。也就是说，你在这个人大脑里看到"四"的位置，基本和在另一个人大脑所对应的位置一样。这一点倒让我很惊讶。做这样的人类大脑图谱绘制研究（Brain mapping），人与人之间的差异是一个不可避免的难关。而像细节度这么高的全脑扫描，且还是和听觉相关的语言研究[1]，能分析出人与人之间高度一致性的大脑地图特别困难。等以后将更多的词汇都找到对应的位置，我非常期待他们能够扩展到其他语言。我非常好奇，在不同的语言中同样的词义是

---

[1] 与听觉相关的核磁共振成像研究不好做，因为核磁共振在扫描时会产生很大的噪声，而现在的耳机很难完全隔绝噪声。所以在设计实验时，一定要小心，不能把实验声音所带来的大脑活动和机器噪声所带来的大脑活动混淆了（虽然这不能完全避免）。

不是在同样的大脑位置，还是不同语言有不同的语义地图。

即使如此，我们现有的脑成像技术也有很多的局限，使用的研究方法、分析数据的过程也颇具争议。所以现在得到的结果也只是初步的探索。虽然还有很长的路要走，但我们的确离读心术更近一步了。

预知未来，可能吗

- 似曾相识在学术上叫既视感，指一种人在清醒的状态下第一次见到某物某景，却感到似曾相识的现象。
- 主流的理论认为，既视感是一种记忆识别错乱的短期现象。

人真的有预知未来的能力吗？为什么有时感觉似曾相识？

有很多电影都曾拍过类似的情节。回想起平时偶有似曾相识的感觉，我有段时间很傻地觉得说不定我也有"先知"那样预知未来的能力，还挺紧张地想不能被科学家知道了，否则会被抓去养在池子里。

后来知道很多人都有过这样似曾相识的经历。似曾相识在学术上叫既视感（Déjà vu，法语，"已经看过"的意思），指一个人在清醒的状态下第一次见到某物某景，却感到似曾相识的现象。需要特别注意是"既视"而不是"即视"，因为"既"是"已经"的意思，"既视感"就是已经看过的意思；而"即"在中文里是"当下"的意思，使用在这里并不合适。

虽然有人把这样的现象当成拥有预知能力，甚至是前世记忆的证明，但神经科学家普遍认为，**这是因为记忆的存储出现了短暂的混乱，大脑把刚刚得到的感知信息当成从记忆中提取出来的回忆。**而这种现象往往发生在人感到压力和疲倦的时候。譬如我记得第一次感受到既视感就是在军训的时候。在操场上站了一整天，排队打饭时，我盯着前面那个人的领子，觉得这一刻似是时光倒流。

但你也不用担心，偶尔一次的似曾相识并不是什么病。不过，有一种叫颞叶癫痫（Temporal lobe epilepsy）的疾病却会引起频繁的既视感体验。这种疾病是大脑颞叶的神经细胞不正常地放电导致的癫痫。颞叶主管听觉和语言，在记忆和人脸识别中也有重要作用。这样因病产生的既视感和在健康状况下产生的现象是一样的。通过研究这些患者，主流的理论认为，**既视感是一种记忆识别错乱的短期现象**。在大脑提取记忆时，感官和所提取的记忆本身产生分离，导致了"这个似乎曾存在我的记忆中"的错觉。

这个理论最近因为一个特殊的病例而进一步被证实。颞叶癫痫患者的既视感非常短暂，一晃而逝。而正因这种现象很难捕捉到，使得研究难上加难。若有人能长时间、固定地体验这种既视感会有怎样的感受？而这个人终于出现了！2014年，第一例因焦虑产生长期既视感的病例出现了[1]，一名23岁的英国白人男性，因为大学开学而倍感焦虑，同时开始经历多次长

---

① Wells, et al.（2014）. Persistent psychogenic deja vu: a case report. Journal of Medical Case Reports 2014, 8:414.Illman NA, Butler CR, Souchay C, Moulin CJA.（2012）. Déjà experiences in temporal lobe epilepsy. Epilepsy Res Treat.

时间的既视感。后来他试图回到大学继续学业，结果在吃了一种致幻剂①后，情况变得更糟糕了，最后他甚至放弃看电视和报纸，因为每次都觉得听过或者看过那些内容。（大脑已经不在状态，还要去沾致幻剂……我只能代表神经科学家跟你说声谢谢！）

虽然还没有搞清楚在这个病例中既视感是如何引起的，根据现在的调查，科学家初步认为病患的焦虑感导致了颞叶一些神经细胞不正常地传输信号，导致既视感产生，而既视感又带来更多的苦恼，进而加重了他的焦虑感。这样形成了恶性循环，延长了既视感的现象。

和既视感相对的还有一个叫 Jamais vu 的现象（法语，"从没见过"的意思），即看见熟悉的事物（如文字）却感觉非常陌生的现象。这个现象的中文翻译不统一，台湾翻译为"似陌生感"，不过我更喜欢它的内地版本——"旧事如新"。对于天天训练乐器演奏的人来说，可能体验过这一点：在演奏中途突然有那么一刻觉得当下演奏的曲调无比陌生，即使在此

---

① 简称 LSD〔全称为 D－麦角酸二乙基酰胺（Lysergic acid diethy-lamide）〕，是一种强烈的半人工致幻剂。会造成使用者 6～12 个小时的强烈幻觉感官。20世纪六七十年代，曾有精神病学家通过使用这类药物体验精神分裂症。

大脑是个 1500 克的宇宙

之前已经排练了无数次。来自英国利兹大学的克里斯·穆兰（Chris Moulin）博士曾经让近百个志愿者在纸上1分钟内写30次Door（门）这个词，68%的人都表示到后面开始觉得这个词很陌生，怀疑是不是拼错了。

所以说和我一样以为自己有预知能力的伙伴们，醒醒吧！

为什么阿尔茨海默病难治

- 阿尔茨海默病的淀粉样蛋白假设：这种病与大脑中 β–淀粉样蛋白的过度沉淀有关。
- 直到今日所有作用于这个 β–淀粉样蛋白的药物都没有在症状上起到显著效果，这让人非常困惑。

每天我们的生活似乎都这么理所应当，理所应当地听说读写、理所应当地享受每一刻快乐的时光、理所应当地刷着抖音接收海量的信息。但只要大脑有一点点改变，我们也会改变。任何一点变化都有可能是灾难性的。

在本书的最后，我想讨论一个实际但比读心术、预知未来这些科幻问题更为复杂的问题——治病。

在前文中，我已经简单地提到了阿尔茨海默病这种会让人遗忘的神经疾病，也提到了现在我们对这种病没有有效的治疗方法。世界上有很多可怕的疾病，有一些疾病会让人在生理上非常痛苦，有一些疾病的致死率很高，基本诊断书出来就要准备面对死亡。但被认为比死亡更糟糕的阿尔茨海默病像温水煮青蛙，每天从病人身上把人的一小片拿走，这一小片可能是记忆、思考的能力，可能是独立生活的能力。阿尔茨海默病不挑食，它会慢慢地把所有的能力都拿走。人只剩下一个还能麻木的躯壳，不认识人生的挚爱和周边世界，也不记得自己的过去，甚至意识不到他们自己是谁。

既然它这样可怕，我们又在老去，都有可能得这种病，为什么科学家还没有找到根治它的方法？说得更准确一点，甚至连可以普遍缓解症状的有效药物也没有。这是很奇怪的一个情况。虽然在过去 30 年里，全世界的政府机构、药厂、生物科技公司以百亿计的资金投入研发治疗阿尔茨海默病的药物，但99.6%的药物都失败了。你可能会觉得还有0.4%的药物成功地进入了市场呀，毕竟针对一种病我们只需要一种药有效就可以了，对吧？面对这种乐观，美国阿尔茨海默病协会的网站上有一句话值得一提：虽然到现在为止有5种相关药物对记忆有一定的帮助，但帮助的时限是短暂且微弱的。

其实早在1995年，我们就已经发现了阿尔茨海默病致病的基因变异。你可能常在新闻中看到类似的话：科学家最近找到了一个重要的致癌基因，让我们在癌症治疗上有了新突破。一般来说，发现了致病基因就能够为它量身定制药物了。但阿尔茨海默病似乎是一个令人讨厌的例外，从1995年到现在，那一份在基因上的突破还没有给我们带来任何一款药物。

你可能觉得把阿尔茨海默病和癌症做比较不太公平，那咱们看看其他和大脑有关的疾病。在过去的30多年，神经科学家确实已经对大脑的很多方面有了突破性的了解。这一点在很多疾病上都很明显，比如抑郁症。这份了解让我们现在已经拥有针对抑郁症的药物。当然，现有的抗抑郁药也远达不到完美的级别，但至少在人身上能看到效果，能够缓解一些关键的症状，帮助病人改善他们的生活。一个研究领域要是能够获得这样的突破，必然有个公认的大方向，换言之，这个领域绝大多数的研究人员都清楚"我们正走在一个正确的大方向上"。只有研究人员都有这种认知和自信，药物的开发才可能有实质性的突破。但对于阿尔茨海默病来说，我们当下似乎连大方向都没找对。

为什么会是这样呢？几乎所有在实验小鼠身上做的实验都指明，**阿尔茨海默病和大脑中一种名叫 β-淀粉样蛋白的过度沉淀有关**。科学家已经知道这种蛋白在大脑中生成需要多少步，也知道很多打断或影响形成这种蛋白过程的办法。理论上，只要阻止这种蛋白的形成，就能治疗甚至根除阿尔茨海默病。换言之，在这条蛋白生产线上，只要有一个点被打中，就能打断这条生产线。学术上我们将这个理论称为淀粉样蛋白假设。这个理论显而易见，为研究阿尔茨海默病吸引了上亿的研究经费、无数的称号以及学术职位，养活了成千上万的神经科学研究人员。然而，理论非常丰满，现实却无比骨感。当药厂拿着这个理论去做药物测试的时候，都不见有效。

这就是最令人困惑的地方。明明药物都做了它该做的工作，达到了科学家想要的目标，但病人吃了就是不好转，没有任何实际的效果。换言之，那些在实验室里小鼠的大脑中做到它们"分内之事"的药物，一旦进入临床试验，到真正病患的大脑里就没用了。顺便说一下，每个这样的药物临床测试都非常昂贵，至少要花4亿人民币。所以若不是明确有希望，没有机构或药厂会浪费这个钱，毕竟花这个钱的也不是傻子。这似乎说明整个领域都搞错了方向。答案似乎一直摆在面前但就是没有效果。

那除了走这个方向以外，我们还有什么其他的方向可以尝试呢？最近几年讨论度比较高的一个方向就是基因治疗。这里就不得不提到美国麻省理工学院麦戈文脑科学研究所的科学家张锋，他发明的基因修饰技术CRISPR让基因治疗的可行性大大提高了。CRISPR是一种细菌里的基因。如果让病毒A去攻击这种细菌，这种细菌就会带有病毒A的基因片段。接下来，细菌就可以反客为主，通过这些新得的基因片段检测和抵御病毒A的攻击，甚至还可以摧毁病毒A。说到底，CRISPR其实是细菌的免疫系统。科学家就是利用细菌免疫系统的这种特点，编辑活着的生命体（比如人）身体里的基因。这就叫CRISPR–Cas9基因编辑技术。为什么这个东西很厉害呢？重点在于活着的生命体。我们就是活着的生命体，如果我们得了病，需要做基因治疗，光知道哪些基因需要被修改是没有用的，得有个能在生命体上直接修剪基因的工具。CRISPR–Cas9就是这样的工具。这就是它了不起的地方。

我们现在已经知道很多与阿尔茨海默病有关的基因组了，现在就需要进一步完善CRISPR，并确定病人身体里的哪些基因组可以修改，修改后就可以治疗阿尔茨海默病了。当然，这也是一个理论上可行的方向。虽然我说得很简单，其实我自己不懂所以尽量简化了。现在理论上是这样操作的，但不知道需要多少年才能从纸上谈兵到有实际效用，更重要的是，要让普通人都用得起。

其实需要解决的疾病，不仅仅是阿尔茨海默病、帕金森病等，自闭症、抑郁症、精神分裂症等也都是脑科学正在攻克的难题。这些疾病都是因为大脑发生了变化才出现的。

我曾看到一位自闭症患者的母亲在网络上的匿名留言。为了要孩子她周全地计划了很久，在孕期也很仔细，孩子出生后在各方面给予悉心照顾。但当她女儿确诊很严重的自闭症后，她才明白，这和她自己所做的努力无关，但自己抽到了"地狱签"。

任何人，无论贫穷还是富有，都有可能抽到"地狱签"。而我们神经科学的目标之一，就是尽可能地减少这类"地狱签"的影响。

我在2015年完成了这本书首版的草稿，那时我才23岁，读博士一年级。而完成您手上拿的这版的终稿时，已经是2023年，我已满30岁。这7年间，我完成了从硕士、博士到博士后的3次学术转换，还顺便生了两个娃。可以说，这本书见证了我人生中最重要、变化最大的7年。

国内的神经科学科普也有了翻天覆地的变化，有更多的个人和团体看到了这个领域的价值，带领许多年轻的作者创作或者翻译神经科学的优秀科普读物。国内流行的科普读物形式，从图文变成播客，再进化成视频，现在又变成几十秒的短视频。当今愿意通过写纸质书来传播科普知识的和还愿意通过读纸质书来获取知识的，成了少数派。咱们且行且珍惜！

最后我要感谢我的父母、先生对我科普工作的支持。感谢我的父母不期待我挣大钱，鼓励我追逐未知；感谢我的先生不期待我做家务，鼓励我在工作之余写作。也谢谢您，亲爱的读者，谢谢您看完这本书。

希望您在看完这本书之后，对大脑的常识有一些基本概念。以后看到相关的报道时，有可以判断它真假的能力，无须等待专家的一家之言。日常生活中的很多问题等不到别人来解答。您拥有的这颗大脑有很多趣味，无须其他人为您发现。

赵思家

adenosine	腺苷
affective neuroscience	情感神经科学
amygdala	杏仁核
anatomy	解剖学
anterior cingulate cortex（ACC）	前扣带回皮质/前扣带回
astrocyte	星形胶质细胞
auditory cortex	听觉皮质
axon	轴突
basal ganglia	基底核
binocular vision	双眼视觉
boundary vector cell	边界细胞

brain stem	脑干
broca's area	布洛卡区
capsaicin	辣椒素
cell	细胞
cerebellum	小脑
cerebrospinal fluid	脑脊髓液
cochlea	耳蜗
cocktail Party Effect	鸡尾酒会效应
corpus callosum	胼胝体
deja vu	既视感
dorsolateral prefrontal cortex	背外侧前额皮质
electroencephalogram（EEG）	脑电图
floater	飞蚊症
gastrin-releasing peptide receptor	胃泌素释放肽受体

neurophilosophy	神经哲学
nerve regeneration	神经再生
neuroscience	神经科学
neurotransmitter	神经传导物质
oestrogen	雌激素
orbitofrontal cortex	眼窝前额皮质/眶额皮质
orthonasal route	鼻前嗅觉
paracingulate cortex（PCC）	旁扣带回皮质
physiology	生理学
place cell	定位细胞
pons	桥脑
postrema	呕吐中枢
prefrontal cortex（PFC）	前额皮质
afferent neuron	传入神经

primary cerebellar agenesis	原发性小脑发育不全
primary gustatory cortex	味觉皮质
purkinje cell	浦肯野细胞
quadrantanopia	象限盲
rapid eye movement sleep（REM）	快速眼动睡眠
receptor	感受器
retronasal route	鼻后嗅觉
reward system	奖励系统
satellite cell	卫星细胞
schwann cell	神经膜细胞
sciatic nerve	坐骨神经
scotoma	视觉暗点
superior colliculus	上丘
system	系统